Margitta Staib · Die enthaarte Frau

W0108356

Frau & Gesundheit
Herausgegeben von Margaret Minker

Von Frauen für Frauen wurde diese Reihe konzipiert: Medizinjournalistinnen, Ärztinnen, Psychologinnen und andere Fachfrauen beleuchten medizinische Fragen aus weiblicher Sicht. Jeder Band informiert kurz, präzise und leicht verständlich über ein Gesundheitsthema. Im Mittelpunkt steht stets die informations- und ratsuchende Frau – nicht als »Fall«, sondern als Person, denn die mündige Patientin ist keine Utopie.

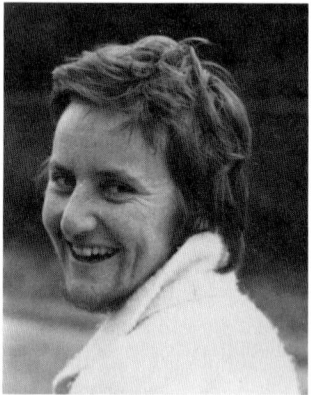

Margitta Staib, geboren 1953, studierte Sport und Geographie. Fortbildungen zur Motopädagogin, Zilgrei-Lehrerin und Fachfrau für kommunale Gesundheitsförderung. Langjährige Mitarbeiterin im Frauenbildungshaus Zülpich bei Köln und im Frauenkulturhaus Bremen. Sie arbeitet zur Zeit als Zilgrei-Lehrerin in Bremen.

Margitta Staib

Die enthaarte Frau

Körper- und
Gesichtsbehaarung

———

Frau & Gesundheit

Verlag Antje Kunstmann

Erste Auflage 1991
Erstes bis fünftes Tausend
© Verlag Antje Kunstmann GmbH, München 1991
Umschlaggestaltung und Zeichnungen: Michel Keller, München
Satz: Reinhard Amann, Aichstetten
Druck und Bindung: G.J. Manz, Dillingen
ISBN 3-88897-046-6

Inhalt

Vorwort der Herausgeberin

»Männer lieben Weiblichkeit, denn durch den Gegensatz wirken sie männlicher«, schrieb die bekannte amerikanische Essayistin Susan Brownmiller 1984 in ihrem Buch »Feminity«[1], das mit dem deutschen Wort Weiblichkeit nur unzureichend übersetzbar ist.

Eine feminine Frau ist ja nicht nur biologisch weiblich, mit XX-Chromosomen und weiblichen Fortpflanzungsorganen ausgestattet. Weiblichkeit im allgemeinen Sprachgebrauch bedeutet weit mehr als die bloße Zugehörigkeit zu einem der beiden Geschlechter der Spezies Mensch. Sie bedeutet all das, was Frauen von Männern, Mädchen von Jungen besonders deutlich zu unterscheiden vermag – zum Beispiel Unterschiede in den Körperformen, im Gang, in der Haltung, in der Frisur, in der Kleidung, im sexuellen Gebaren, im öffentlichen und privaten Verhalten usw. Eine »weibliche Frau« in diesem Sinne hat möglichst wenig von dem, was allgemein als »männlich« bezeichnet wird. Oder andersherum ausgedrückt: Eine »weibliche Frau« hat all das, was Männer nicht haben, und kann den Unterschied zu ihnen daher umso besser augenfällig machen.

Zum Leidwesen vieler, die Frauen jahrhunderte- bis jahrtausendelang auf ganz bestimmte Weiblichkeitsbegriffe festzulegen wünschten, sind die allermeisten dieser Unterschiede von Frauen zu Männern weder angeboren noch gar genetisch fixiert. Bei genauerem Hinsehen stellt sich sogar heraus, daß noch nicht einmal alle genetisch fixierten Unter-

schiede – von den rein biologischen Funktionen einmal abgesehen – als so geschlechtsspezifisch gelten können, daß daraus
ein ganz bestimmtes äußeres Bild von Weiblichkeit abzuleiten
wäre. (Übrigens auch keins einer klar definierten Männlichkeit.) Mädchen und Jungen, Frauen und Männer sind einander körperlich in vielfacher Hinsicht ähnlicher, als wir das im
allgemeinen wahrhaben – oder auch wahrhaben wollen: von
Äußerlichkeiten des Körpers bis hin zu den Hormonen. Die
Übergänge sind, wie bei allem Leben, oft fließend.

Doch unsere Augen sind auf die gesellschaftlich heraus-
gestellten Unterschiede zwischen den Geschlechtern geprägt,
so daß wir die Extreme als das »Normale« anzusehen gewöhnt sind. Obwohl der bloße Augenschein uns beinahe täglich eines anderen belehren könnte, haben wir alle fixe Vorstel-
lungen davon im Kopf, wie Frauen (im Gegensatz zu Männern) und Männer (im Gegensatz zu Frauen) beschaffen sind
oder sein sollten. Die Gegensätze, so scheint es, interessieren
weit mehr als die Gemeinsamkeiten: als müßten wir uns un-
entwegt dieser Gegensätze versichern, um in unserer Geschlechtsidentität nicht wankend zu werden.

Ich schreibe »wir« – und denke dabei vor allem an die
Frauen: denn gerade diesem Geschlecht ist kulturell auferlegt,
seine Weiblichkeit – oder was gerade darunter verstanden
wird – immer wieder in Frage zu stellen, sich ihrer immer
wieder zu versichern. »Mangelnde Weiblichkeit«, schreibt
Brownmiller, »gilt als elementares Versagen sexueller Identi-
tät oder als Nachlässigkeit gegenüber sich selbst, denn eine
solche Frau hält man (und sie hält sich selbst) für unfraulich,
für ein Neutrum oder schlicht für unattraktiv.«[1]

Am Kinn von Margitta Staib wächst ein Bart – so wie
mancher Junge ihn gerne hätte, der schon als erwachsener
Mann gelten möchte. Ein Bart, wie er vielen Männern schon
lästig ist, die keine Lust haben, sich täglich zu rasieren. Ein
Bart, wie er vielen Frauen wüchse, würden sie ihn nur wach-

sen lassen (dürfen). Diese paar hundert Haare mehr, als sie im durchschnittlichen Frauengesicht zu finden sind, genügen bereits, um die Autorin außerhalb jeder Norm von »Weiblichkeit« zu katapultieren: als hinge ihre eigentliche Geschlechtsidentität allein an diesen Haaren.

Ihre eigene Geschichte veranlaßte sie, dieses Buch zu schreiben. Sie ist noch nicht zu Ende: So lange, wie sie ihr Bärtchen trägt, statt es schamhaft unsichtbar zu machen, kann sie täglich neue Auseinandersetzungen darüber erleben, ob sie denn nun »eine richtige Frau« sei oder nicht. Ihr Bart reicht aus, Zweifel zu wecken, was Weiblichkeit bedeutet – und auch, was denn so überaus männlich ist an einem Bart, wenn auch Frauen ihn besitzen können. Genauso, wie Frauen allüberall an ihrem Körper ein Behaarungsmuster aufweisen können, das gemeinhin als »männlich« gilt, obgleich es das lediglich im statistischen Durchschnitt ist.

»Weiblichkeit« ist das eine Extrem, »Männlichkeit« das andere. Zwischen den beiden Polen, die in unserer Kultur künstlich hochstilisiert (und, wenn's denn gar nicht anders geht, sogar mit chirurgischen Mitteln herbeigeführt) werden, leben Frauen und Männer, die mal von der einen, mal von der anderen Seite einer gedachten Mittellinie dazwischen etwas mehr oder weniger mitbekommen haben. Aber es ist vor allem ein Geschlecht, das sich nicht so zeigen darf, wie es von Natur aus ist: das weibliche. Genügt es den Ansprüchen an »Weiblichkeit« nicht, muß es sich anpassen – und Haare lassen. An den Beinen, den Armen, den Brüsten, unter den Achseln, am Rumpf und im Gesicht. Mit kosmetischer Hilfe, mit chemischen Mitteln, mit Stromstößen oder Hormonen und Anti-Hormonen, die tief in den weiblichen Organismus eingreifen. Das Maß aller Dinge dabei ist der Mann, dem die »wirklich weibliche« Frau auf keinen Fall ähneln soll.

Dieses Buch ist notwendig, weil es dazu beiträgt, gängige Schönheitsideale und herrschende (Vor-)Urteile über

das, was männlich und weiblich sei, in Frage zu stellen und zu
verändern. Es lehrt uns, die Augen offenzuhalten für Weib-
lichkeits- (und Männlichkeits-)Bilder, die mit der Wirklichkeit wenig, mit künstlicher Betonung von Extremen jedoch
um so mehr zu tun haben. Es fordert uns auf, Gemeinsamkeiten zu entdecken, statt sie zu verdecken: von Frau zu Frau,
von Frau zu Mann.

München, im Februar 1991   Margaret Minker

I Der Blick aufs Frauenhaar

1 Einleitung der Autorin

Meine eigene »haarige« Lebensgeschichte hat mich motiviert, dieses Buch zu schreiben: Ich selbst suchte jahrelang vergeblich nach einer entsprechenden Veröffentlichung. Die Resonanz auf einen Artikel in der Emma, auf mehrere Radiointerviews und eine Fernsehsendung und ein Seminar für behaarte und bärtige Frauen während der vierten Bremer Frauenwoche 1985 bestärkte mich in meinem Vorhaben.

Erst als ich mir meinen Bart offen stehen ließ, wurde mir richtig bewußt, wie groß das Tabu um Frauenbart und stärkere Körperbehaarung bei Frauen ist. Mir wurde klar, daß sich hinter diesem Tabu ein sogenanntes Schönheitsideal versteckt, das mit der Wirklichkeit nur wenig zu tun hat. Fast jede Frau hat ja schon irgendwann einmal Bein-, Scham-, Brust- oder Gesichtshaare entfernt, ohne sich Gedanken darüber zu machen, warum sie das eigentlich tut. »Das gehört sich einfach so!« »Die Haare stören!« Das habe auch ich viele Jahre lang gedacht.

Auch ich habe ja meinen Bart nicht immer offen getragen. Ich erinnere mich noch gut daran, wie ich als Jugendliche damit begann, jedes neu wachsende Barthärchen mit der Pinzette auszuzupfen. Es war ganz selbstverständlich: Wie Waschen, Kämmen oder Zähneputzen gehörte es zu meinen täglichen Gewohnheiten. In einem Punkt jedoch unterschied es sich von den anderen Verrichtungen: Es war mein Geheimnis. Die Warnung meiner Mutter: »Kind, fang gar nicht erst damit an, sonst werden es immer mehr!« klingt mir noch heute in den Ohren.

Ob mein Bart wirklich stärker wurde, weil ich mir damals die Haare am Kinn ausgezupft habe, kann ich nicht sagen. Wahrscheinlicher ist, daß ich im Laufe der Jahre beim Zupfen immer mehr Flaumhärchen ausgerissen habe und die nachwachsenden Haare daher tatsächlich stärker wurden.

Als ich 18 oder 20 Jahre alt war, wurde mir mein Bart zum Problem. In diesem Alter lebte auch ich in dem Glauben, daß Haare im Gesicht oder am Körper einer Frau ›unweiblich‹ seien, ›häßlich‹. Meine Härchen an Armen und Beinen fielen nicht besonders auf, also störten sie mich auch nicht. Aber meine Haare im Gesicht...! Pinzette und Spiegel waren in dieser Zeit meine wichtigsten Reiseutensilien, waren wichtiger als Paß und Geld. Ich war perfekt im Zupfen, um nur ja nicht als »Bartfrau« aufzufallen.

Saß ich mit anderen in einem Gespräch nah beieinander, hielt ich zusätzlich die Hand vors Kinn, damit die nachwachsenden Haarstoppel auch wirklich unentdeckt blieben. Erst mit 22 weihte ich zwei gute Freundinnen, mit denen ich damals zusammenwohnte, in mein Geheimnis ein. Von da an brauchte ich wenigstens nicht mehr Spiegel und Pinzette blitzartig verschwinden zu lassen, wenn sie nach Hause kamen. Und es tat mir auch gut, endlich offen darüber sprechen zu können, daß ich einen Bart habe.

Obwohl er weiterhin nicht sichtbar war, blieb mein Bart noch lange ein großes Problem für mich. Meine Unsicherheit, als Bartfrau erkannt zu werden, zehrte an meiner Kraft.

Deshalb fragte ich mit 24 einen Frauenarzt um Rat und erhoffte mir Hilfe von ihm – auch wenn es mir zunächst sehr peinlich war, mit ihm über meinen Bart zu sprechen. Warum wuchs mir bloß ein Bart? Darauf konnte der Arzt mir jedoch keine Antwort geben: »Das ist eben manchmal so.« Zur möglichen Therapie meinte der Arzt, daß vor kurzem ein Medikament auf den Markt gekommen sei, Androcur, womit er aller-

dings keine großen Erfahrungen habe. Er wies mich darauf
hin, daß es eine langwierige Behandlung sei, daß ich wohl
mindestens ein Jahr lang dieses Medikament nehmen müßte,
wollte ich eine Veränderung erreichen. Vorher wollte er meine
Hormonwerte prüfen, nahm mir Blut ab, verlangte eine Urin-
probe.

Obwohl ich mich kerngesund fühlte und die Hormonwerte sämtlich in bester Ordnung waren, fing ich mit der Hormonbehandlung an.* Nie hatte ich bis dahin so regelmäßig
ein Medikament genommen (und habe es auch seitdem nie
wieder getan). Doch damals war ich bereit und entschlossen,
meinen Bart loszuwerden, und ich sah in der medikamentösen Behandlung die einzige Chance, endlich davon befreit zu
werden. Mir war klar, daß ich mindestens ein Jahr lang Ge-
duld haben müßte. Und ich war auch bereit, die möglichen
Nebenwirkungen mit in Kauf zu nehmen.

Aber es kam noch viel schlimmer als befürchtet. Ich
fühlte mich in dieser Zeit richtig krank. Die Nebenwirkungen
der Hormontabletten wurden von Woche zu Woche massiver.
Morgens wachte ich wie aus einer tiefen Narkose auf. Ich
fühlte mich niedergeschlagen und müde; gleichzeitig war mir
immer übel, so als hätte ich am Abend vorher etwas ganz Un-
genießbares gegessen. Meine Brüste wurden größer und so
empfindlich, daß mir die kleinste Berührung wehtat. Mein Zyklus, der bis dahin ganz regelmäßig gewesen war, wurde unre-
gelmäßiger, die Blutungen stärker. Nach einigen Wochen gab
mir der Arzt statt Androcur das Mittel Diane, das ebenso neu,
jedoch in der Hormondosierung schwächer war, doch die Nebenwirkungen blieben die gleichen.

Die Haare am Kinn mußte ich in diesen qualvollen Mo-

---

* Erläuterungen zu den Nebenwirkungen von Androcur und anderen Mitteln, die heute zur Verminderung des Haarwuchses bei Frauen eingesetzt
werden, finden sich im Kapitel »Hormontherapien, ihre Wirkungen und
Nebenwirkungen«.

naten nach wie vor auszupfen; lediglich meine Arm- und Beinhaare waren noch dünner und weicher geworden. Nach einem Jahr hatte ich dann endlich begriffen, daß ich lieber meinen Bart mein Leben lang weiterzupfen wollte, als mich weiterhin durch die Einnahme von Medikamenten so niedergeschlagen und krank zu fühlen. Von einem Tag auf den nächsten setzte ich die Hormontabletten ab. Es dauerte noch einige Zeit, bis sich mein Zyklus wieder normalisierte und ich mich wieder gesund fühlte. Das war 1978.

So zupfte ich also weiter meine Barthaare aus – bis ich drei Jahre später einer Frau begegnete, die ihren Bart offen trug. Ich war verdutzt, fasziniert und begriff auf einmal, daß es auch eine Möglichkeit sein könnte, die Haare einfach wachsen zu lassen, sogar am Kinn. Im Spaß hatte ich vorher oft gesagt: »Irgendwann werde ich mir mein Bärtchen mal stehen lassen.« Doch bis dahin hatte ich nicht ernsthaft daran gedacht, es wirklich zu tun. Im Frühjahr 1981 hörte ich auf, meinen Bart auszuzupfen. Etwas vorher Unmögliches war ganz plötzlich für mich möglich geworden. Aber ich war mir auch darüber klar, daß ich noch abwarten mußte, wie ich mit den Reaktionen meiner Umwelt klarkommen würde.

Doch schon bald merkte ich zu meinem Erstaunen, daß es mich viel weniger Kraft kostete, mit den Umweltreaktionen umzugehen, als ständig einen Teil von mir verstecken zu müssen. Am Anfang schaute ich immer wieder in den Spiegel, weil ich mich ja auch selbst erst an meinen Bart gewöhnen mußte. Als ich entdeckte, daß die Härchen unregelmäßig wuchsen, war ich enttäuscht: Ein hübsch symmetrischer Bart wäre mir, wenn schon, lieber gewesen. Ich begriff jedoch, daß auch das nur Gedanken an ein bestimmtes Ideal von Schönheit und Symmetrie waren.

Nach einem halben Jahr stutzte ich meinen Bart das erste Mal, ein halbes Jahr später wieder, dann vier Jahre lang nicht mehr. Mein Bärtchen wuchs nämlich nicht mehr so stark, und manchmal wuchs es gar nicht. Das ist noch heute so. Und offen gesagt: Ich hätte wirklich nichts dagegen, wenn es mir irgendwann ganz ausfiele.

Als die ersten Stoppeln im Gesicht sichtbar waren, die auf mein wachsendes Bärtchen hinwiesen, bekam ich viele gutgemeinte Tips: »Bist du krank?« »Nimmst du die falsche Pille?« »Mußt du Hormone nehmen?« »Geh doch mal zum Arzt!« Meine engsten Freundinnen und Freunde reagierten mit viel Verständnis, Unterstützung und Ermunterungen. So etwa Susanne, die damals zu mir sagte:»Die ganze Zeit hatte ich das Gefühl, daß dir etwas in deinem Gesicht fehlt.« Mein Freund war von meiner Entscheidung nicht begeistert, doch er akzeptierte es. Das war für mich in der Anfangszeit enorm wichtig. Mit meinen ArbeitskollegInnen ging es nicht ganz so einfach. Einige reagierten gar nicht auf meine äußerliche Veränderung; andere waren regelrecht empört, daß ich mir meinen Bart einfach stehen ließ, obgleich sie es mir nicht ins Gesicht zu sagen wagten.

Manchmal bin ich auch heute noch darüber enttäuscht, daß sich so viele Menschen, denen ich begegne, hinter vorgehaltener Hand mit ihren BegleiterInnen über mich lustig machen oder flüstern. Bis heute habe ich nur wenige getroffen, die ihre Fragen, wenn sie mich das erste Mal mit Bart sehen, direkt und spontan aussprechen. Für mich ist es in solchen Momenten gut, nicht allzu lange auf die Fragen der anderen zu warten, sondern manchmal eben selbst dieses Tabu (»Frauen mit Bart«) anzusprechen. So haben unzählige spannende Gespräche stattgefunden über Haare und Behaarungsmuster, über Schönheitsideale, Haarentfernen und über Frauen mit Bart. Jede/r hatte etwas dazu zu sagen, für fast jede/n gab es irgendeine persönliche Geschichte über Haare zu erzählen.

Für so viele Menschen war und bin ich die erste Frau mit Bart, die ihnen begegnet(e). Natürlich sind viele Menschen erst mal überrascht, jede/r muß sich erst an das Neue, Ungewohnte gewöhnen. Wer mir das zweite Mal begegnet, reagiert schon viel selbstverständlicher. Denn sobald sich das Auge daran gewöhnt hat, erscheint auch ein Frauenbart oder starke Körperbehaarung bei Frauen nicht mehr ›bizarr‹. Viele sagten mir: »Darüber habe ich mir noch nie Gedanken gemacht!« Oder sie fragen mich, wie ich denn mit den Reaktionen der Leute klarkäme (ihre eigenen eingeschlossen). Oft sagten mir Frauen und Männer: »Du bist aber mutig!« Solche Sätze tun mir immer wieder gut.

Durch all das habe ich etwas Wichtiges gelernt: Nicht nur mit mir ist eine Veränderung vorgegangen, seit mir die erste Frau mit Bart begegnet ist. Mein Bart, inzwischen offen getragen, löst auch in meiner Umwelt viele Fragen aus und hilft Einstellungen verändern. Unbeabsichtigt und ungeplant. Normen und Werte werden auf einmal in Frage gestellt. Für viele, die mir in den letzten Jahren begegnet sind, war es ein Anstoß, das existierende Schönheitsideal in Frage zu stellen. Und erfreulicherweise waren viele rasch bereit, ihre Vorurteile zu überdenken.

Immer wieder passiert es mir übrigens, daß Männer und Frauen meinen Bart anfassen möchten: »Ob er auch wirklich echt ist?« Manchmal lasse ich es zu.

Eine kurze Begegnung mit einer Frau zeigt gleich mehrere Aspekte möglicher Umweltreaktionen auf. Diese Frau sprach mich in einem Park direkt an. Sie war verblüfft. »Haben Sie einen Bart? Den müssen Sie doch rasieren!« fragte und forderte sie im gleichen Atemzug. Wie schon so oft, antwortete ich nur mit den Worten: »Ich bin nicht die einzige Frau mit Bart; es gibt sehr viele Frauen wie mich.« Ihre Anwort war einfach (und recht typisch). Sie zeigte auf ihre Oberlippe: »Ja, ein bißchen Flaum auf der Oberlippe. Aber das hier ist doch nicht schön. Rasieren, Sie müssen sich doch rasieren!« »Warum?« fragte ich sie, bekam aber keine Antwort. Stattdes-

sen fuhr sie fort: »Das hat mit den Hormonen zu tun, ja ja.«
Ich verneinte: »Das glauben die meisten, aber es ist ganz normal.« »Ach nein?!« fragte sie und wiederholte dann immer
wieder, als spräche sie beschwörend mit sich selbst: »Sie müssen jeden Tag rasieren, rasieren, sonst sehen Sie doch aus wie
ein Junge!«

Es gibt sehr viele verständnisvolle, aber natürlich auch
solche ganz verständnislosen Reaktionen. In den Augen von
manchen Männern und Frauen handelt es sich um eine er-
schreckende Infragestellung von ›männlich – weiblich‹ und
aller damit verbundenen Konventionen. Einige wenige reagieren daher auch mit Empörung. Ihnen kommen dann Aussa-
gen wie »Das ist ja unerhört, jetzt lassen sich schon die Frauen
Bärte stehen!« »Die verstößt ja gegen alle Regeln dieser Welt!«
über die Lippen. Oder auch mein Vater, der schwerkrank war,
aber meinen Besuch im Krankenhaus ablehnte, wegen meines
Bartes. Meine Mutter dagegen fordert mich nur immer wieder
einmal auf, mein Bärtchen doch abzumachen. Glücklicherweise sind solche Situationen Ausnahmen.

Es sind interessierte, erstaunte, verunsicherte, be-
schämte, lachende Blicke, die mir immer wieder begegnen.
Und Fragen über Fragen, die mich selbst manchmal erstaunen: »Bist Du ein Zwitter, eine Transsexuelle, ein Transvestit?
Hermaphrodit? Eine Hexe? Willst Du androgyn sein? Willst
Du protestieren? Willst Du ein Mann sein?« – NEIN!!! Die
unausgesprochene Frage: »Frau oder Mann?« kann ich
manchmal laut hören. Dabei zweifeln nur wenige mein Frau-
Sein wirklich an. »WARUM HAST DU EINEN BART?« ist die häufigste Frage, die mir immer wieder begegnet. Auf diese Frage
gibt es eigentlich nur eine Antwort: Auch für Frauen ist es
ganz normal, einen Bart zu haben!

Meine Erfahrung zeigt, daß ältere Menschen und Kinder mit Abstand das größte Verständnis für mich mit Bart haben, Jugendliche hingegen am wenigsten, was mich oft er-

schreckt. Kinder gucken mich an und sagen: »Guck mal, eine Frau mit Bart!«, oder sie fragen ihre BegleiterInnen offen: »Ist das eine Frau oder ein Mann?« Sie geben sich dann mit der Antwort: »Ich bin eine Frau« meist recht schnell zufrieden.

Im Altersheim, wo ich vor Jahren aushilfsweise arbeitete, ermunterten mich die alten Frauen und Männer zwar immer wieder, den Bart doch abzumachen, aber im Grunde zeigten sie auch viel Verständnis dafür, daß ich es nicht tat. Da viele der älteren Frauen selbst einen Bart hatten, gehörte es zu unseren Aufgaben, sie regelmäßig zu rasieren; einige wenige zupften sich die Härchen auch selber aus. Ich erinnere mich allerdings auch an eine Begebenheit in diesem Altersheim, als einer von ihren Verwandten eingelieferten älteren vollbärtigen Dame ihr schöner dichter Vollbart gegen ihren Willen abrasiert wurde. Einige meiner KollegInnen hatten dabei nur einen Gedanken im Sinn, den sie auch ganz laut aussprachen: »Die Neue ist eine Lesbe!«

Vorurteile über Vorurteile sind mit dem Frauenbart oder einer stärkeren Körperbehaarung bei Frauen verbunden. Es ist schon erstaunlich, was so ein paar Haare mehr oder weniger im Gesicht einer Frau ausmachen können. Die Welt steht Kopf! Rasiere ich mir morgen mein Bärtchen wieder ab, so ist die Welt wieder in Ordnung. Wie absurd! Denn auch wenn mein Bart nicht zu sehen ist, bleibe ich doch eine Bartfrau ... so wie ein Mann mit Bartwuchs auch dann Haare im Gesicht hat, wenn er sich täglich rasiert.

Manchmal bin ich auch müde, überall immer wieder neu »die Frau mit Bart« zu sein. Deshalb genieße ich es, in Geschäfte zu gehen, wo ich bekannt bin, dorthin, wo sich die Menschen mittlerweile an mich gewöhnt haben und mein Bart unwichtig geworden ist. Ich genieße es, FreundInnen zu haben, für die der Bart kein Thema mehr ist.

Mir selbst sind in der Zwischenzeit eine ganze Reihe Bartfrauen begegnet und auch etwa ein halbes Dutzend

Frauen, die ihr Bärtchen ganz offen tragen. Für mich hat sich
in diesen Jahren vieles verändert.

Eines weiß ich sicher: Seitdem ich nicht mehr versuche,
mein Bärtchen mit starken Hormonen zu bekämpfen, seitdem ich nicht mehr mit peinlichster Sorgfalt einmal täglich die
Barthärchen mit der Pinzette herauszupfe, weil mir mein Bart
Probleme bereitet und ich mich seiner schäme, fühle ich mich
wohler und stärker. Die vielen positiven Reaktionen anderer
Menschen haben mir sehr geholfen.

Für mich ist heute am wichtigsten, daß ich eine Wahl
habe: Ich kann mich jederzeit dafür entscheiden, mein Bärtchen stehenzulassen – oder es zu rasieren, wenn ich dazu Lust
habe. Ich muß die Tatsache, daß mir ein Bart wächst, nicht
mehr ängstlich verbergen. Ich kann dazu stehen. Und weil ich
das kann, fühle ich mich frei.

2 Das Haarkleid des Menschen

»Dein Haar – dein Stolz«

In vielen Märchen, etwa »Rapunzel« oder »Schneewittchen«, wird von der Anziehungskraft der Haare erzählt, und in Sagen, zum Beispiel der »Loreley«, wird ihre Kraft besungen. In der Bibel wird von Simson dem Löwenbezwinger erzählt, dessen dichter Schopf ihm besondere Stärke und Würde verleiht. In Sprichwörtern symbolisieren Haare etwas Begehrenswertes und gleichzeitig Gefährliches, etwas Magisches und Mystisches, Starkes und Stolzes. Da heißt es beispielsweise: »Ein Frauenhaar zieht stärker als ein Glockenseil«, »Du ziehst Kraft aus deinen Haaren« oder »Dein Haar, dein Stolz«.

Vom Haupthaar abgesehen, beziehen heute jedoch zumindest die Frauen unserer Breitengrade weder Stärke und noch Stolz aus ihrem Haarkleid. Im Gegenteil: Körperhaare werden meist beseitigt, wo es nur irgend geht: unter den Achseln, im Gesicht, an Armen und Beinen, an Brust, Bauch und Rücken, seit Aufkommen der hochausgeschnittenen Bademode auch im Schamhaarbereich. In manchen Berufszweigen, etwa im klassischen Tanz, ist es für Frauen sogar obligatorisch, sich am ganzen Körper zu enthaaren: ein Opfer im Namen »absoluter Ästhetik« und ewiger Jungmädchenhaftigkeit.

Aufbau und Funktion der Haare

Haare sind jedoch etwas äußerst Lebendiges. Sie dienen nicht nur der »Verschönerung«, der sinnlichen Anziehungskraft.

Ihnen fallen auch sehr wichtige Aufgaben und Schutzfunktionen für die menschliche Gesundheit zu.

Völlig unbehaart sind bei Frau und Mann nur der rote Lippenrand sowie die Hand- und Fußinnenflächen. Die rund zwei Millionen Haarwurzeln sind bei beiden Geschlechtern etwa gleich verteilt. Mikroskopische Untersuchungen haben ergeben, daß Frauen- und Männerhaare nahezu gleich aussehen.[1] Doch Körperhaar- und Bartwuchs ist bei Männern, zumindest in unseren Breiten, meist erheblich stärker als bei Frauen. Gleichzeitig ist in Mitteleuropa bei dunkelhaarigen Menschen die Körperbehaarung meist ausgeprägter als bei helleren Typen. Diese besitzen dafür im Durchschnitt dichteres Kopfhaar (rund 120 000 Haare); bei dunklen oder rothaarigen Typen sind es nur etwa 80 000.[2]

Bartwuchs, heißt es, ist männlich, obwohl etwa ein Drittel aller Frauen in westlichen Ländern einen sogenannten Damenbart hat, der sich praktisch nicht von einem Jünglingsbärtchen unterscheidet.[3] Doch solche Zahlen sind ein Tabu, weil heute ein Behaarungsideal existiert, das besagt, daß Frauen unbehaart und Männer behaart seien. In Wirklichkeit – und entgegen diesem Behaarungsideal – läuft bei zwei von zehn Männern die Schambehaarung durchaus nicht bis zum Nabel hoch, sondern ist waagrecht abgegrenzt – wie bei neun von zehn Frauen. Zehn Prozent aller Männer haben einen völlig unbehaarten Oberkörper (...) Ebenso viele Frauen haben Haare um die Brustwarzen und oder in der Brustmitte.[4]

Stärke und Ausprägung des Haarwuchses sind vor allem ethnisch bedingt und werden vererbt. Qualität, Menge, Form und Farbe des Haares stehen in enger Beziehung zum Typ und Alter der Person. Aus welchen Gründen sich die Kopf- und Körperbehaarung im Lauf des Lebens verändern kann, ist noch nicht vollständig erforscht (siehe hierzu auch ab Seite 58).

Das erste Haar entsteht schon im dritten Schwanger-

schaftsmonat als Haarkeim aus Zellen der Basalzellschicht.
Bis ca. zum fünften Schwangerschaftsmonat ist für den Em-
bryo bereits die Anlage des Primärhaares abgeschlossen. In
der 2. Hälfte der Schwangerschaft ist das Primärhaar des Fe-
ten als sogenanntes Wollhaar ausgebildet, das später zum
Langhaar wird. Im ersten bis zweiten Lebensjahr fällt dieses
erste Haar aus; dann beginnt das eigentliche, oftmals anders
gefärbte und geformte Haar zu wachsen: das Sekundärhaar,
das bis zur Pubertät so bleibt. Während und nach der Pubertät* kommt es zur Ausbildung der sogenannten Geschlechts-
behaarung. Es bildet sich das kräftigere Terminalhaar, die
Kopf-, Bart-, Achsel- und Schambehaarung, die Borstenhaare
von Augenbrauen, Wimpern und Nase (beim männlichen Geschlecht auch in den Ohren).

Das menschliche Haar ist ein kompliziert aufgebautes
Gebilde, das überwiegend aus verschiedenen Hornsubstanzen (den Haarkeratinen) besteht. Diese Hornsubstanzen gleichen denen der Fingernägel. Sie werden aus schwer löslichen,
schwefelhaltigen, meist faserigen Grundstoffen aufgebaut: zu
6 % aus Wasserstoff, zu 23 % aus Sauerstoff, zu 17 % aus Stick-
stoff, zu 50 % aus Kohlenstoff und zu 4 % aus Schwefel.[5]

Das Haar selbst ist in drei Schichten aufgebaut, einer
Schuppenschicht, einer Faserschicht und dem Markkanal.
Die mechanischen Eigenschaften wie Festigkeit, Dehnung
und die federnde Elastizität des Haares sind nur durch den
seilartigen Bau der Faserschicht möglich. In dieser Schicht befindet sich auch der Farbstoff Melanin. Die Größe und Farbe
der Melaninkörnchen bestimmen die Haarfarbe einer jeden
Person. Farbe und Beschaffenheit des Haars werden erblich
bestimmt, wobei der dunkle Typ sich meist stärker durchsetzt
als der helle.

---

* Das Wort Pubertät leitet sich von dem lateinischen Verb »pubere« ab, das
heißt: »sich behaaren«.

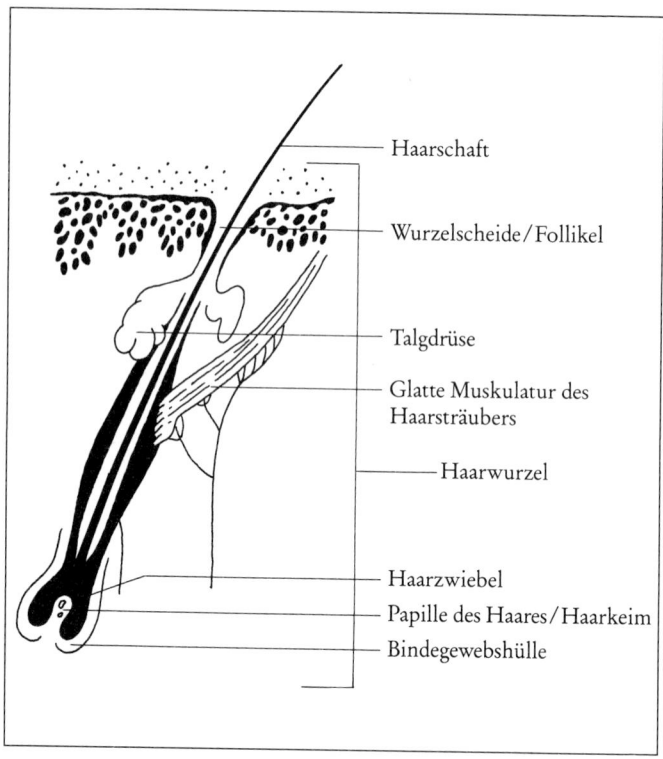

- Haarschaft
- Wurzelscheide/Follikel
- Talgdrüse
- Glatte Muskulatur des Haarsträubers
- Haarwurzel
- Haarzwiebel
- Papille des Haares/Haarkeim
- Bindegewebshülle

Schnitt durch die Kopfhaut mit Haar

Das »Leben« eines Haares spielt sich in der Haarwurzel ab. Als Haarwurzel wird der Teil des Haares bezeichnet, der in der Haut eingebettet ist. Am unteren Ende der Haarwurzel befindet sich eine zwiebelförmige Verdickung, die Haarzwiebel, in die von unten zapfenförmig der Haarkeim (die Haarpapille) hineinragt. Hier wird das Haar mit Nährstoffen versorgt, und von hier aus wächst es. Im Haarkeim bzw. der Haarpapille entstehen ständig neue Zellen, d. h. es wird ständig Hornmasse produziert. Diese neue, noch weiche Haarsubstanz wird ständig, wie durch einen Trichter, nach oben geschoben, wobei sie immer mehr verhornt. Fällt das Haar aus oder wird es ausgerissen, bildet es sich neu. Geht der Haarkeim im Laufe des Lebens zugrunde oder wird er abgetötet, wächst kein Haar mehr. Die Stelle vernarbt. Genau dies passiert übrigens auch bei der Haarentfernung durch Elektrokoagulation (siehe dazu ab Seite 90).

Die Einstülpung der Oberhaut, in der jedes Haar wurzelt, wird Haarbalg oder auch Haarfollikel genannt. In Ausstülpungen des Haarfollikels – den Talgdrüsen – wird Fett produziert. Die Talgdrüsen werden von kleinen, glatten Muskeln um die Haarwurzel herum ausgepreßt und entleeren sich dabei in den Spaltraum zwischen Haar und Wurzelscheide.

So wird das Hautfett gebildet, das für die Versorgung des Haares und der Oberhaut sehr wichtig ist: Es hält das Haar geschmeidig und schützt die Haut vor schädlichen Umwelteinflüssen.

Das Haar wächst schräg aus dem Haarfollikel heraus. Dieser bestimmt die Haarstruktur. Sie ist auch im Erbprogramm festgelegt und deshalb bei verschiedenen Menschenrassen sehr unterschiedlich: Elliptische und rhomboide Haarfollikel sind z.B. bei uns besonders häufig verbreitet und bringen welliges oder glattes Haar hervor. Ein runder Querschnitt erzeugt starkes, gerades Haar. Gelocktes Haar dagegen hängt mit einer rechteckigen Form des Follikels zusammen.

Das Haar wächst nicht stetig, sondern zyklisch, in ganz bestimmten unterschiedlichen Phasen. Bei der Frau dauert ein Haarzyklus im Schnitt 5 bis 7 Jahre, beim Mann 3 bis 5 Jahre.[6] Normalerweise befinden sich 85 % der Haare in der Wachstumsphase, 14 % in der Übergangsphase und ein Prozent in der Ruhephase.[7] Das Ruhehaar schiebt sich langsam in Richtung Hautoberfläche und fällt aus. Dann erst entsteht ein neues Haar. Es ist daher ganz normal, wenn im Rahmen dieses Haarwechsels täglich etwa 30 bis 100 Kopfhaare ausfallen. Beim Auszupfen eines Haares der Wachstumsphase empfin-

den wir einen leichten Schmerz. Die Haarzwiebel ist meist er-
kennbar und wird abgerissen, während die Glashaut und der
Haarfollikel im allgemeinen in der Haut zurückbleiben.

Haare sind wichtige körperliche (und auch seelische)
Antennen, denn das Haar gehört zu den Sinnesorganen der
Haut. Das System der Hautsinne ist für die Wahrnehmung
von Berührung, Vibration, Wärme, Kälte und Schmerz zu-
ständig. Tastkörperchen in der Haut registrieren jede Bewe-
gung eines Haares und melden sie ans Gehirn. Außerdem um-
geben Haarbalggeflechte die Haarwurzel so, daß schon geringe Berührungen des Haares Nervensignale auslösen können (siehe Abb.).

Nervengeflecht um den Haarbalg

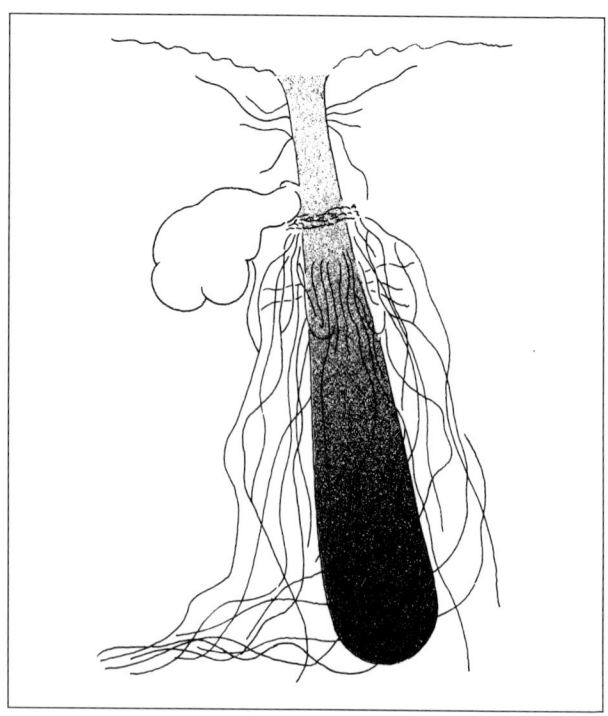

An fast jedem Haar setzt ein glatter Muskel an, der Haarbalgmuskel, der ein feines Haar aufrichten kann. Die Muskeln eines jeden Haares werden dabei von Nerven des vegetativen Nervensystems gesteuert, die wir nicht willentlich beeinflussen können. (Rasiercremes enthalten deshalb Stoffe, u.a. Menthol, die den Haarmuskel reizen, der dadurch das Haar aufrichtet. So kann besser rasiert werden.)

Weil sich der Haarbalgmuskel auf bestimmte Reize hin zusammenzieht und das Haar buchstäblich zu Berge stehen läßt, haben Haare eine wichtige Schutzfunktion zu erfüllen: Das aufgerichtete Haar hat eine höhere Tastfähigkeit und wird so zur ›Antenne‹. Wenn wir frieren, uns fürchten, erschrekken, ekeln oder auch freuen, bekommen wir eine solche ›Gänsehaut‹.

Bei dieser Gänsehaut ist auch die Hautoberfläche zwischen den einzelnen Haaren etwas zusammengezogen, und die feinen Blutgefäße in ihr werden dadurch zusammengedrückt. So fließt weniger Blut in diesem Bereich, und es wird weniger Körperwärme nach außen abgegeben. Wenn wir vor Kälte eine Gänsehaut bekommen, schließen die aufgerichteten Haare zusätzlich mehr Luft zwischen sich ein. Durch dieses ›Stauluftpolster‹ entsteht eine natürliche, schützende Isolierschicht. Darüber hinaus ist das Haar ein schlechter Wärmeleiter; das bedeutet, es hält die Wärme am Körper.

Haare haben neben der Wärmedämmung auch andere wichtige Schutzfunktionen zu erfüllen: Die feinen Flimmerhärchen in der Nase und in den Bronchien zum Beispiel schützen vor eindringenden Fremdkörpern.

Haare sind je nach Porosität wasseranziehend, also mehr oder weniger saugfähig. Sie leiten, ähnlich wie Wollfäden, Flüssigkeiten weiter, und sie ziehen auch die Luftfeuchtigkeit an. Beim Schwitzen leiten die feinen Körperhaare den Schweiß nach außen weiter und tragen so dazu bei, daß er schneller verdunstet und die Haut nicht zu lange feucht bleibt. Außerdem wird beim Schwitzen der Körper entgiftet; die kleinen Körperhärchen leiten auch diese Schadstoffe ab.

Anlagebedingt sehr schwach behaarten Menschen – und Frauen, die sich am ganzen Körper enthaaren – fehlt also ein Großteil des natürlichen Schutzes, den das menschliche Haarkleid zu bieten hat.

Haare verändern sich mit unseren Gefühlen, bei unterschiedlichem Wetter, mit unserem Alter. Je nach Geschlecht, Rasse und Gesundheitszustand, Ernährung und Lebensweise schwanken Wachstum und Haarqualität. Unser Haar wird glanzlos, schlaff und struppig, wenn wir uns nicht wohlfühlen. Geht es uns besser, wird es wieder elastisch und glänzend. Manchen Frauen fallen in der Schwangerschaft die Haare vermehrt aus; andere haben gerade in dieser Zeit einen besonders kräftigen Haarwuchs. Streßsituationen des Körpers wie der Seele sind häufig mit Veränderungen des Haarwuchses (und manchmal auch des Behaarungsmusters) verbunden. Das zeigt: Haare geben auch psychosomatische Signale. Das gilt nicht nur für das vielbeachtete Kopfhaar, sondern auch für Haare an anderen Körperstellen – beispielsweise am Rücken, an den Brüsten oder im Gesicht.

3   Die bärtige Venus

Stärker behaarte Frauen in Mythos und Geschichte

Frauen mit Bart und Frauen mit ausgeprägter Körperbehaarung gab es schon immer. Ein Blick in die Geschichte macht deutlich, daß die gesellschaftliche Einstellung ihnen gegenüber ausgesprochen unterschiedlich war. Beispiele aus früheren Jahrhunderten belegen, daß dem Frauenbart und der stärkeren Körperbehaarung von Frauen nicht immer mit der gleichen Abwertung begegnet worden ist wie in unserem Jahrhundert. Im Gegenteil: Manchmal galt starke Behaarung nicht nur bei Männern, sondern auch bei bestimmten Frauen(gestalten) als Zeichen von Macht und Stärke – auf jeden Fall Zeichen einer bedenkenswerten und keineswegs lächerlichen Besonderheit.

Beispiele hierfür finden sich auch in der Mythologie: So wurde die »Liebesgöttin« Venus, jahrhundertelang Symbol der schönen Weiblichkeit, in den Tempeln rund um das Mittelmeer, vor allem auf Zypern und im Süden von Frankreich, als Bärtige verehrt.[1] Mit dieser Art der Darstellung wollte man wohl zum Ausdruck bringen, daß Venus doppelgeschlechtlich ist, Mann und Frau zugleich, beides in einer Gestalt: eine untrennbare Einheit.

Heute werden jedoch »Weibliches« und »Männliches« nicht mehr als Einheit betrachtet. Und wenn heute einer Frau gesagt wird, sie sei »männlich«, bedeutet das fast immer etwas Abwertendes. (Auch der »weibliche Mann« steht nicht hoch im Kurs.)

So verwundert es wenig, wenn verschiedene Autoren diese bärtige Venus nicht als »Göttin mit Bart« beschreiben, sondern als »männliche« Venus oder gar als »weiblich gekleidete Mannsperson«.[2]

Darstellungen der bärtigen Venus sind rar. Ein Holzschnitt aus dem Jahr 1581 zeigt sie: einmal als verhüllte weibliche Trauergestalt (neben dem toten Adonis) und zum anderen als Bärtige in einem langen Gewand. Diese Darstellung nimmt auf die Verehrung der Venus in Zypern Bezug: die dort verehrte Statue der bärtigen Venus hatte einen Kamm in der Hand, zum Gedenken daran, daß die Göttin die Frauen der Insel vor grassierendem Haarausfall verschont hatte.[3]

Diese Beispiele bärtiger weiblicher Gottheiten sind heute wenig bekannt. Auch die Legende von der bärtigen Kummernus ist fast in Vergessenheit geraten. Bis ins 18. Jahrhundert existierten viele Varianten, die von den Ostseegebieten bis in die Alpenländer hinein in vielen schriftlichen Quellen und bildhaften Darstellungen überliefert wurden. Im 18. Jahrhundert dann, zur Zeit der Aufklärung, wurde die – teils von der Geistlichkeit auch angefeindete – Verehrung der Heiligen Kummernus zurückgedrängt.

In der bekanntesten Version der Kummernus-Legende wird folgendes erzählt[4]: Als Tochter eines portugiesischen Königs wandte sich Kummernus in früher Jugend dem Christentum zu, während ihr Vater heidnisch blieb. Die Tochter sollte auf Wunsch ihres Vaters einen vornehmen Heiden heiraten. Sie widersetzte sich jedoch seinem Befehl und auch dem hartnäckigen Drängen des Auserwählten und flehte in ihrer Not zu Gott, er möge sie verunstalten. Dadurch hoffte sie, der ungewollten Ehe entgehen zu können. Der Wunsch wurde ihr tatsächlich erfüllt: Sie bekam einen (entstellenden) Männerbart. Die Wut ihres Vaters auf sie war so groß, daß er sie kreuzigen ließ.

In der Legende der – später heiliggesprochenen – Kum-

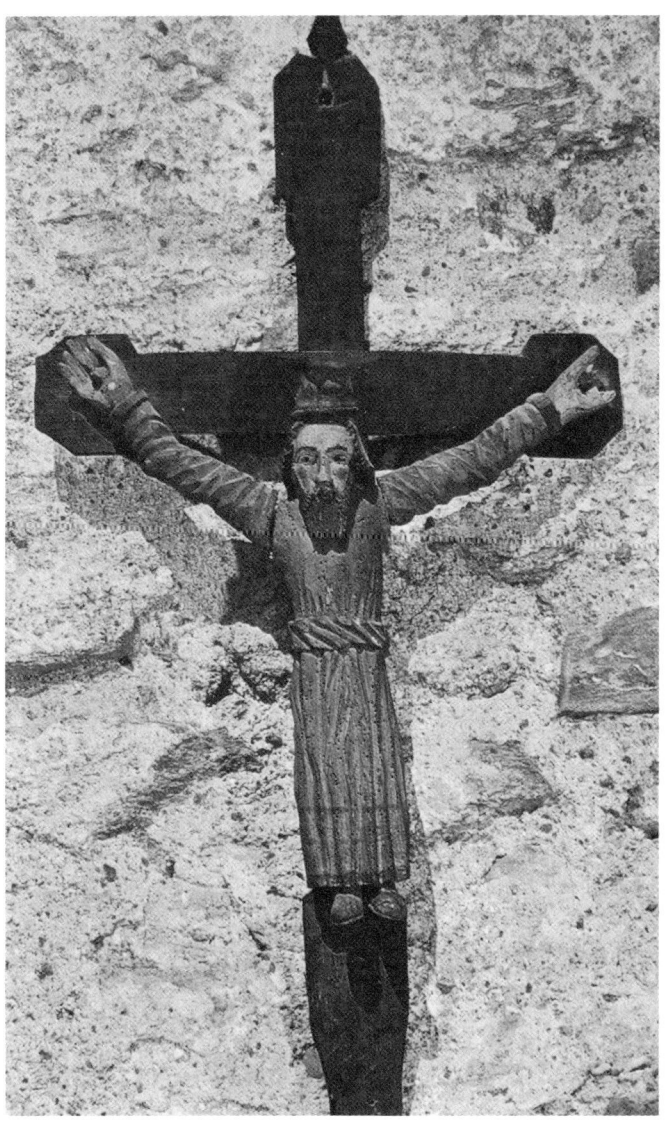

Die heilige Kummernus

mernus hat der Bart als Symbol eine eigenartige Doppelfunktion: Zum einen ist er Zeichen der Verunstaltung (natürlich nur eines weiblichen Gesichts), zum anderen symbolisiert er Willenskraft und Durchsetzungsvermögen: Kummernus läßt sich lieber umbringen, als ihrem Glauben zuwiderzuhandeln. Die heilige Kummernus wurde daher in verschiedenen Abwandlungen auch »Kümmernis« oder »St. Willgefort / Wilögefortis« (= starker Wille) genannt. Die Schriftstellerin Kerstin Specht hat den Inhalt der Legende in dem Film »Wilgefort« aufgegriffen.

Interessant ist außerdem, daß manche Darstellungen ihrer Kreuzigung keinen Unterschied zwischen Kummernus – die ja trotz Bart eine Frau war – und der Gestalt Christi erkennen lassen; die Darstellungen wurden daher oft verwechselt.[5]

Als Skulptur oder Wandgemälde aus der Zeit des 14. und 15. Jahrhunderts ist das Bild der heiligen Kummernus heute noch in Südtirol an mehreren Plätzen zu sehen, so in der Bozener Dominikanerkirche, in der Kapelle des Ansitzes Treuenstein beim ›Gscheibten Turm‹ in Bozen, an der Fassade der Vigiliuskirche in Altenburg / Kaltern und in der kleinen Kirche der Lamprechtsburg bei Bruneck.

In der Symbolik sehr ähnlich ist die Legende der Santa Paula aus Spanien: Santa Paula flüchtet sich vor der Verfolgung eines Mannes, der ihr Gewalt antun will, in die Kapelle des heiligen Laurentius. Sie kniet am Kruzifix nieder mit der flehentlichen Bitte, er möge doch ihr Gesicht verändern. »Und der Bart wuchs ihr so voll, daß sie der junge Mann nicht mehr erkennen konnte.«[6] Der Frauenbart symbolisiert hier zum einen (erwünschte) Abschreckung, also Schutz, zum anderen auch Geschlechtswechsel: Einem Mann frech gegenüberzutreten, Gewalt anzutun, hätte für den Verfolger ja üble Folgen gehabt.

Anders die Legende der Witwe Gala: St. Gregorius der

Große erzählt in seinen Dialogen von Gala, die jung verheira-
tet und bald darauf zur Witwe wurde. Da sie auch als Witwe
eine sehr temperamentvolle Frau blieb, warnten die Ärzte sie
davor, daß sie einen Bart wie ein Mann bekommen würde,
falls sie sich nicht wieder verheiratete. »Und dies traf auch
wirklich zu.«[7] Hier symbolisiert der Frauenbart eine als un-
moralisch geltende sexuelle Freizügigkeit, die höchstens Männern vorbehalten war.

Im Altertum wurden bärtige Frauen als vortreffliche
Wahrsagerinnen geschätzt und zum Orakelsprechen auser-
wählt. Der obersten Priesterin der Minerva – der römischen
Göttin der Weisheit und Kunst – wuchs zum Beispiel ein lan-
ger Bart, sobald dem Ort Amphictyen ein großes Unglück be-
vorstand.[8] Dieser Frauenbart symbolisiert also die Warnung
vor Unheil   und hatte damit eine Schutzfunktion.

Ob diese Geschichte rein mythisch zu betrachten ist,
kann heute nicht mehr schlüssig entschieden werden. Möglicherweise war die hohe Minerva-Priesterin auch tatsächlich
eine Frau höheren Alters, die zu Bartwuchs neigte – und sich
ihren Bart in solchen Fällen nur einfach nicht, wie sonst, entfernte.

Geschichtlich belegbare Wirklichkeit hingegen ist, daß
sich im alten Ägypten die Gemahlin des Pharao bei feierlichen
Anlässen einen Kinnbart (meist aus Gold) umzuhängen
pflegte, denn ein solcher galt als Zeichen der königlichen
Macht und Würde. Auch die ägyptische Königin Hatsche-
psut, »die Erste unter den Frauen«[9], trug diesen künstlichen
Bart bei Amtsgeschäften als Zeichen ihrer Königinnenwürde.

Aus dem alten Griechenland sind mehrere Beschreibun-
gen bärtiger Frauen überliefert. So nennt etwa der Arzt Hip-
pokrates die Namen von Phaetuse, der Frau des Pytheas (ca.
330 v. Chr.), und von Namysica, Frau des Gorgippus[10] – und
zwar ohne ihren Bartwuchs etwa mit irgendeiner Krankhaf-
tigkeit in Verbindung zu bringen.

Dem Bart als Gesichtsschmuck und Zeichen des Widerstands, von Macht, Weisheit und Stärke wurde im Laufe der Jahrhunderte viel Aufmerksamkeit gewidmet. Er wurde geradezu zum Symbol kraftvoller Männlichkeit, ja zum sekundären Geschlechtsmerkmal hochstilisiert – »obwohl er kein Beweis dafür ist, so wenig wie das Fehlen des Bartes durchaus fehlende Männlichkeit angezeigt«, wie in Meyers Großem Konversationslexikon richtig angemerkt wird.[11]

Ohne Zweifel dokumentiert auch heute das Abwerten und Negieren des weiblichen Bartes in unserer Gesellschaft das Machtverhältnis zwischen Männern und Frauen. Frauen sollten so wenig männlich wie möglich sein und auch aussehen. Was lag also näher, als sie vor allem vom Tragen eines Bartes (und anderer Haare nach »männlichem Muster«) abzuhalten.

Viele glauben auch heute noch, »der Urheber der Natur habe dem Manne den Bart geschenkt, um durch diese eigentümliche Zierde seinen Vorrang vor dem Weibe zu bezeichnen. Nur der Mann, sagen sie, ist zur Herrschaft geboren, und er trägt ein Abzeichen seiner Vollmacht … Dieser Bart – wenn man ihn genau betrachtet –, entdeckt den Weibern die Absichten der Natur und lehrt sie Demuth, Unterwerfung und Gehorsam«.[12]

Die Geschichte des Bartes ist eine Geschichte des *männlichen* Bartes. Und sie füllt Bände, wohingegen die Kulturgeschichte des Frauenbartes erst noch geschrieben werden muß. In manchen Epochen der vergangenen Jahrhunderte erscheinen Beispiele für bärtige Frauen wie ausradiert: Es scheint, als habe es sie zu diesen Zeiten nicht gegeben. Dabei müssen wir jedoch beachten, daß es in manchen Epochen auch für Männer verpönt war, einen Bart zu tragen (es sei denn als Würdezeichen). So ist es eher verständlich, wenn es aus solchen Zeiten auch auf barttragende Frauen keine Hinweise gibt.

Von 1100 bis 1500 war im mitteleuropäischen Raum für Männer Bartlosigkeit Mode, mit einer kurzen Unterbrechung im 14. Jahrhundert. Auch das 18. Jahrhundert zeichnete sich besonders als männer-bartlose Zeit aus[13], und noch 1846 war es z. B. in Preußen Referendaren und Postbeamten verboten, einen Schnurrbart zu tragen[14]. Auch in unserem Jahrhundert war Bartlosigkeit viele Jahre lang eine Modeerscheinung.

Daher ist es auch nicht verwunderlich, wenn sich nur aus dem 16. Jahrhundert, der ersten Hälfte des 17. Jahrhunderts und der zweiten Hälfte des 19. Jahrhunderts Hinweise auf Frauen mit Bart finden. Interessanterweise scheint es in diesen Jahrhunderten durchaus modern und normal gewesen zu sein, wenn auch Frauen ihre Bärte offen trugen.

Margarethe von Parma, die neben anderen stärker behaarten bzw. bärtigen Frauen aus dem 16. Jahrhundert erwähnt wird[15], war die spätere Statthalterin der Niederlande. Die Tatsache, daß sie als barttragende Frau eine öffentliche Stellung innehatte, macht besonders deutlich, daß es für Frauen ihrer Zeit durchaus gesellschaftsfähig war, einen Bart zu tragen.

Oft genannt und auch von Abbildungen her bekannt ist Helena Antonia (geb. 1579) aus Lüttich.[16] Diese junge Frau diente am Hofe der Erzherzogin von Österreich in Grätz in der Steiermark. Eine Abbildung in der Münchner Neuen Pinakothek und im Museum Boerhave in Leiden zeigt Helena Antonia mit ihrem Bart.[17]

Gerade bei diesem Bild taucht in der Literatur – ähnlich wie bei der bärtigen Venus – oft die Frage auf, ob »ein Mann in Frauenkleidern« oder eine »bärtige Frau« dargestellt sei, oder Helena Antonia wird ganz simpel als Zwitter beschrieben.[18] Das zeigt einmal mehr, wie stark sich inzwischen »Bart« und »Frau« als Gegensätze eingeprägt haben, die zusammen nicht bestehen sollten und dürften.

Aus der 1. Hälfte des 17. Jahrhunderts existieren eine

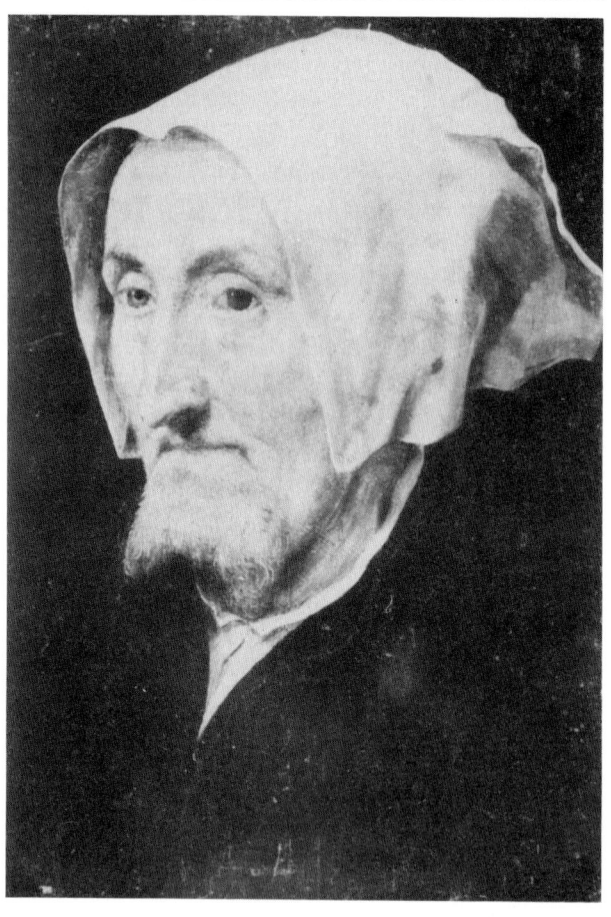

Antonio Moro: Margaret Halsebeer

ganze Reihe von Portraits barttragender Frauen: etwa die Appenzeller Bauerntochter Elisabeth Knechtlin aus der Schweiz, die im Jahre 1620 geboren wurde; Magdalena Ventura, die mit ihrem Kind und Mann 1631 von José de Ribera portraitiert wurde, und Margareth Halseber, die von Antonio Moro gemalt wurde.[19]

Noch zu Beginn des 18. Jahrhunderts gibt es Hinweise auf bärtige Frauen. Aber hier kehrt sich das Bild plötzlich um. Im Laufe des 18. Jahrhundert werden Frauen mit Bart ausschließlich abwertend beschrieben und betrachtet: »Die Weiber haben wegen ihrer kalten Natur keine Bärte, wenn man aber dergleichen bey einigen findet, (...) so hat man nach der Natur kündiger Ausspruch ein zorniges und böses Gemüth daraus zu schlüssen.«[20] »Und ob man schon bißweilen bärtige Weiber findet / ist doch solches kein Zeichen der Frömmigkeit / sondern der bitteren Bosheit: (...) Ein bärthiges Weib soll man nur von weitem grüssen. Und der Spanier spricht: (...) Wann du ein Weib siehest / die einen Barth hat am Maul / als dann wirff ihr einen Stein zu dem Grind / dann die seynd gemeiniglich hitzig / hefftig und böß.«[21]

Zum Ende des 18. Jahrhunderts und Anfang des 19. Jahrhunderts verändert sich jedoch das Bild dieser negativen Zuschreibungen für bärtige Frauen wieder. So heißt es in dem »Buch der Haare und Bärte«: »Napoleon der Große hegte stets die entschiedenste Hochachtung für bejahrte, bärtige Damen.« Oder: »Ja auch manches schöne Kind trägt ihr naives Bärtchen unter der Nase, insonderheit scheinen sich die Bonnen und Französinnen diesen Lippenschmuck zugelegt zu haben, als Zeichen ihrer männlichen Herrscherwürde.« Der Frauenbart heimst Lob für die Trägerinnen ein: »Wenn aber eine schon bejahrte Dame ein Bärtchen hat, so ist dies für ein Zeichen ihrer Klugheit zu halten, und man hat sie nur um desto höher zu schätzen. Solche Damen besitzen oft vielen sicheren Takt.« Und an anderer Stelle wird gar heftig verteidigt: »Warum sollen Damen nicht auch ihr Bärtchen tragen?«[22]

Solche Ermunterungen ließen sich die Frauen offenbar nicht zweimal sagen: »In der 2. Hälfte des vorigen Jahrhunderts tauchten Bartfrauen so zahlreich auf, daß das Interesse an ihnen nachzulassen begann«, vermerkt Scheugl in seinem Buch »Show Freaks und Monster«.[23] Aus dem späten 19. Jahrhundert und dem Beginn des 20. Jahrhunderts nennt der Autor als Bartträgerinnen Clementine Delait, Milly Muro, die Belgierin Juliane Sleebus, Grace Gilbert sowie Olga Roderick, die 1932 im Film »Freaks« mitspielte.

Je mehr Frauen jedoch einen Bart zu tragen wagten, desto heftiger wuchs in den bürgerlichen Kreisen der Widerspruch. Eine »Anti-Frauenbart-Bewegung« entstand, die mit einem der ältesten (und wirkungsvollsten) propagandistischen Mitteln operierte, das Barttragen bei Frauen zu unterbinden: Bärtige – oder auch sonst am Körper stärker behaarte Frauen – wurden der Lächerlichkeit preisgegeben, schließlich auch als »Abnormität« gebrandmarkt und auf Jahrmärkten öffentlich zur Schau gestellt.

Obwohl nur wenige Beispiele solcher »Schaustücke« überliefert sind, haben sie sich bis heute in den Köpfen vieler Menschen eingeprägt und damit auch das Bild der bärtigen Frau in unserem Jahrhundert stark negativ geprägt.

Das berühmteste Beispiel für eine Frau, die wegen ihres Bartes zur Schau gestellt wurde, ist das der Julia Pastrana, einer mexikanischen Tänzerin (1832–1860), von der um die Mitte des 19. Jahrhunderts ganz Europa sprach.[24] Ihr Manager, Theodor Lent, hatte sie lediglich deshalb geheiratet, um sie vermarkten zu können, und verdiente viel Geld dabei. Nach ihrem Tod ließ er Julias Leiche einbalsamieren und stellte auch diese weiter aus. Kurze Zeit später heiratete er erneut eine Bartfrau, Marie Bartels, um auch sie als »zweite Pastrana«, Zenora Pastrana, zu vermarkten.

Annie Jones aus Virginia lebte von 1865 bis 1902 und trat bei Barnum & Bailey unter ihrem Künstlernamen »Esau Lady« auf.[25] Beispiele von Zirkusattraktionen aus unserem Jahrhundert sind die Ungarin »Madame Adrienne« aus den 20er Jahren sowie Persilla Santher, die sich noch bis in die 50er Jahre als Frau mit Bart vermarkten ließ.[26]

Aus früheren Zeiten hingegen sind nur im 17. Jahrhun-

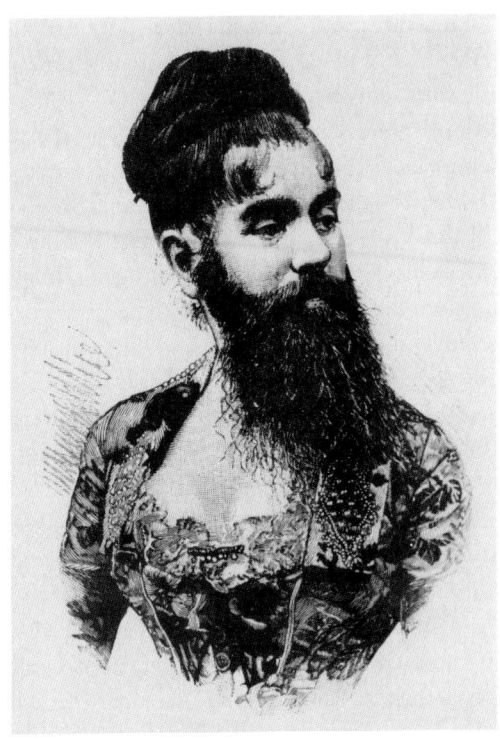

Esau Lady

dert zwei Schwestern aus Hermersdorf überliefert, die sich zur Schau stellen ließen[27]; außerdem Barbara Ursler, die, im Jahre 1633 in Augsburg geboren, später durch ganz Europa geschleppt und für Geld gezeigt wurde. Ihre Geschichte taucht in der Literatur – offenbar als abschreckendes Beispiel – besonders häufig auf.[28]

Sicherlich hat es zu allen Zeiten mindestens ebenso viele Frauen gegeben, die zwar nicht im Gesicht, dafür aber an anderen Körperstellen besonders stark behaart waren. Daß trotzdem vor allem Frauen mit Bart Eingang in Porträts und geschichtliche Darstellungen fanden, hat einen einfachen Grund: Wie die Kleidermode auch aussehen mochte, das Ge-

sicht blieb fast immer unbedeckt. Ein Schnurr- oder gar ein
Vollbart im Frauengesicht fiel daher praktisch immer auf (es
sei denn, er wurde stets sehr sorgfältig entfernt).

Ein besonders interessantes Beispiel, in dem starke
Beinbehaarung eine Rolle spielt, soll hier jedoch nicht uner-
wähnt bleiben: Es betrifft die sagenumwobene Königin von
Saba, die ca. 1000 Jahre v. Chr. gelebt haben soll. Der Ruf ihres
Reichtums, ihrer Macht, ihrer Schönheit und Klugheit drang
bis zu König Salomon, der sie schließlich – neugierig geworden – nach Jerusalem einlud. Einen »Makel«, so hörte er, solle
die Königin allerdings haben: von den Knöcheln bis zum Knie
ein dichtes Haarkleid. Ein solches Körpermerkmal galt damals (und noch bis in die Zeiten der Hexenverfolgungen hinein) als Zeichen dämonischer Abstammung, merkt Rolf A.
Beyer in seinem Buch über die mythische Königin[29] an. Mit
anderen Worten: War eine Frau so mächtig, schön, reich und
intelligent, konnte dabei etwas wohl nicht mit rechten Dingen
zugehen… Nicht diskutiert wird in diesem Buch die Frage,
weshalb die Königin sich den »verräterischen« Haarwuchs an
den Beinen nicht einfach abrasierte. Hätte sie dann, so die
mögliche mythische Interpretation, vielleicht ihre Stärke wieder verloren?

Bis in die Jetztzeit haftet der starken Behaarung bei
Frauen der Ruch des Dämonischen an. Wegen ihres Damenbartes bekommen viele die Bemerkung zu hören, sie hätten ja
einen »Hexenbart«; einzelne, etwa auf Leberflecken wachsende Haare werden »Hexenhaare« genannt, und Haare um
die Brustwarzen oder am Rücken gelten vielfach auch als se-
xuell besonders aufreizend (und daher »teuflisch« interessant). Doch ist die bärtige und stärker behaarte Frau heute im
großen und ganzen aus der öffentlichen Darstellung und Beschreibung verbannt. Lediglich in der Werbung für Enthaarungsmittel, kleinen Werbeanzeigen von Kosmetikinstituten,
einschlägigen Artikeln in Frauenzeitschriften oder medizini-

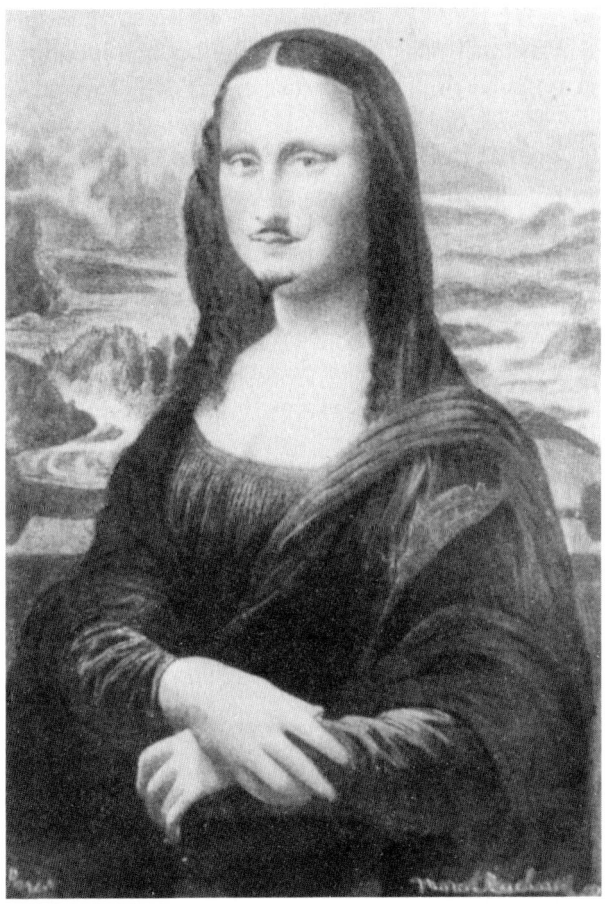

Francis Picabia nach Marcel Duchamps: L.H.O.O.Q

schen Schriften werden wir häufiger auf bärtige und behaarte
Frauen aufmerksam gemacht.

Wenn ausnahmsweise doch ein anderer Hinweis zu fin-
den ist, fehlt meist die entsprechende Abwertung oder auch
Ironie nicht. Die Darstellung der Mona Lisa mit Bart von
Francis Picabia ist dafür ein gutes Beispiel.

»Gefährlicher Bart«[30] lautete die Überschrift eines Artikels, der mich neugierig machte. Der Inhalt jedoch spricht für sich: Frauen mit Damenbart kennen im Bett keine Hemmungen, meinte der amerikanische Sexualwissenschaftler Robert P. Caine bei einer Erhebung unter 10 000 Frauen feststellen zu können. Sie hätten die ideale Einstellung zum Sex, jedoch fiele es ihnen auch besonders schwer, einem einzigen Mann treu zu bleiben. Und schon 1910 schrieb der Volkssitten-Forscher Karl Amrein, es sei ja bereits bekannt, »daß weibliche Individuen mit einem sich über den ganzen Körper erstreckenden Haarkleid als besonders erotisch gelten und zugleich erotisch auf den Mann wirken können«.[31]

Seit den 80er Jahren wird in den Medien der BRD das Thema Enthaarung, Behaarung und Frauen mit Bart immer häufiger aufgegriffen – und durchaus auch positiv: So konnten z. B. am 20. November 1987 und am 23. März 1989 die FernsehzuschauerInnen in einem deutsch-franz.-ital. Spielfilm von 1965 mit Heinz Rühmann in einer der Hauptrollen eine kurze Szene sehen, in der sich eine junge Amerikanerin morgens im Zug rasierte. Ganz nebenbei.

In einer Sendung über Bademoden von Radio Bremen 1 am 28. 5. 1987 wurde das Tabu um die Haare von Frauen recht gut problematisiert. Eine interviewte Frau meinte: Der weibliche Körper scheine ja erstmal ziemlich unbehaart, aber doch wohl nur deshalb, weil die meisten Frauen sich so perfekt enthaarten.

Sehr bemerkenswert war auch eine Livesendung des WDR, »Mit dem Ü-Wagen unterwegs« (Moderatorin: Carmen Thomas) im Jahre 1982. Während der Sendung wurden die anwesenden ZuhörerInnen ›live‹ befragt: »Wie wäre es für Sie, wenn nun auch Frauen ihren Bart offen tragen würden?« Die Gefragten konnten direkt antworten, und die Reaktionen der Frauen und Männer waren überraschend positiv und verständnisvoll. Niemand hatte wirklich etwas dagegen.

Allerdings bleibt wohl noch viel zu tun, bis das Ideal-
bild der glatthäutigen, unbehaarten Frau endlich ad acta ge-
legt werden kann und stärkere Behaarung für keine Frau mehr
ein Problem zu sein braucht.

Das Geschäft mit der Enthaarung

Das Bild der Frau, das uns gemeinhin in der Werbung und in
den Medien gezeigt wird, ist das von Fotomodellen, die
schlank und groß sind und keine Körperbehaarung haben.
»Wenn ein Modell so rassig ist, daß es behaarte Beine hat,
dann erkennen Sie die Rasse an«, schreibt ein bekannter Foto-
graf, »und zeigen dem Rasse-Klasse-Kind den Weg ins Bade-
zimmer, wo man die Haare entfernen kann.«[1]
Werbung hat einen nicht zu unterschätzenden Einfluß
auf unser Verhalten. Die Werbung für Enthaarungsmittel formuliert dabei am deutlichsten, wie Frauen auszusehen haben:
»Behaarte Beine und unter den Achseln hervorlugende häßliche Haare sind schockierend,« heißt es beispielsweise.[2] Die
Haare »stören«, »sind unerwünscht«, »sehen nicht attraktiv
aus«, sind »überflüssig«, »werfen Schatten«, »wirken finster«,
sind, mit einem Wort, »unweiblich«.
Das Schönheitsideal von der unbehaarten und erst dann
attraktiven Frau ist für diese Industrie ein lukratives Geschäft
geworden. Enthaarung ist daher Thema, die Behaarung Tabu.
Neben Schönheit und Pflege verspricht die Werbung den
Frauen mir ihren Enthaarungsprodukten auch gesellschaftliche Anerkennung und sexuelle Attraktivität. Den Werbeslogans zufolge verderben »störende, häßliche Haare« die »Ele-
ganz«[3]; können nur »moderne, gepflegte Frauen wissen,
wieviel Charme von einer weiblichen, reinen Haut ausgeht«[4];
können nur enthaarte Frauen »erfolgreich sein« und »bewun-
dert werden«, nur sie sind »frei« und »gelöst«, »zärtlich anzu-
fassen« und »makellos«.

Viele Frauen haben sich in den letzten Jahren von diesen Versprechungen verführen lassen. Die Werbung hat damit ihr Ziel erreicht. Für die meisten auch nur leicht behaarten und bärtigen Frauen ist es heute so normal geworden, ihre Haare im Gesicht oder am Körper zu entfernen, daß sie überhaupt nicht mehr darüber nachdenken, warum sie das tun: Es gehört zu ihrer Toilette wie das Zähneputzen (allerdings ohne dessen gesundheitlichen Wert).

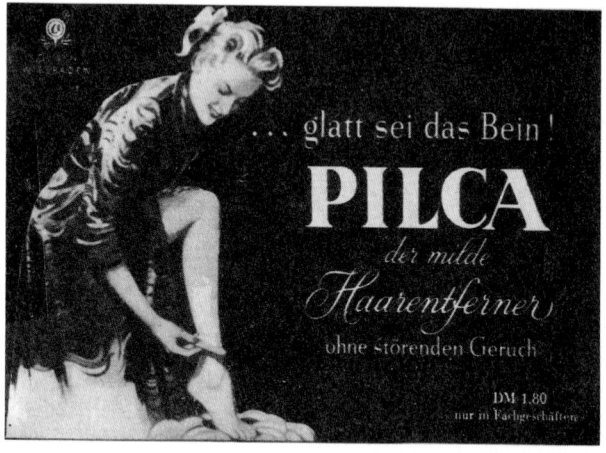

Pilca Werbeanzeige von 1954

Vergessen wird darüber oft, daß sich hinter diesen Werbungen das große Geschäft versteckt. Und auch, daß es Millionen von Frauen geben muß, die offenbar das gleiche »Problem« haben – also starken Haarwuchs an bestimmten Körperstellen oder ein Bärtchen, von dem sie glauben, daß es entfernt werden müßte. Das Gefühl, eine von vielen – und damit »ganz normal« – zu sein, ging den betroffenen Frauen dabei verloren.

Die heutige Enthaarungsmode begann bereits in den 50er Jahren. Mode und Werbung propagieren seit damals immer mehr nackte Frauenhaut. Gleichzeitig damit wurde die Haarentfernung unter angeblich ›ästhetischen‹ Gesichtspunkten immer wesentlicher.

In den 50er Jahren waren zunächst nur die Beine das Ziel der Werbeslogans für Enthaarung. Mit den 60er Jahren folgten die »glatte Achsel« und »hübsche nackte Arme«. Für die Frau von heute ist die »gründliche Haarentfernung von Kopf bis Fuß« modern geworden.

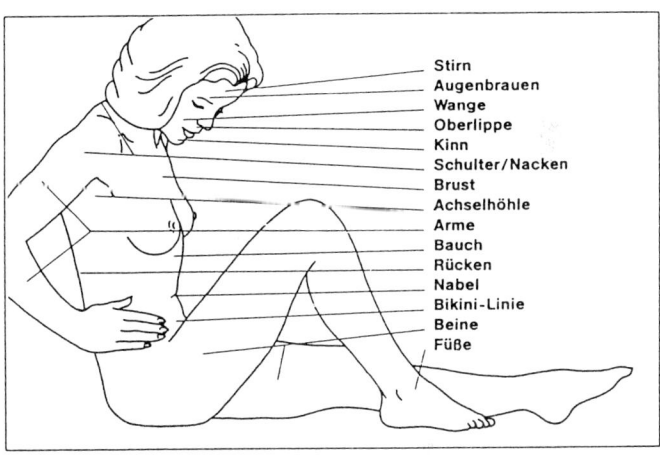

Stirn
Augenbrauen
Wange
Oberlippe
Kinn
Schulter/Nacken
Brust
Achselhöhle
Arme
Bauch
Rücken
Nabel
Bikini-Linie
Beine
Füße

Haarentfernung von Kopf bis Fuß

In den 70er Jahren rüstete sich die Haarentfernungsindustrie zum Großangriff auf weibliche Körper- und Gesichtshaare und warb mit großen Anzeigen für Enthaarungsmittel. Heute sind die Anzeigen kleiner geworden. Die meisten Frauen haben es nämlich bereits begriffen: Die Haare müssen weg! »Schnittige Dekolleté-Kleider, geschlitzte Röcke und raffinierte Drapé-Bikinis kommen nur auf makelloser Haut bestens zur Geltung. Da wirkt ein dunkler Flaum unter den Armen, aus dem Bikinihöschen hervorlugend und an den Beinen weder sexy noch anziehend. Also weg damit!«[5]

Wenn wir uns die Werbung für Enthaarung etwas genauer anschauen, fällt auf, daß einige Firmen immer wieder mit der wissenschaftlichen Prüfung ihrer Produkte werben. Nach dem Motto, daß wissenschaftlich Geprüftes besonders gut und wirkungsvoll sein müsse und keine Schäden oder Nebenwirkungen mit sich bringe, preisen vor allem die Vertreter der chemischen Enthaarungsmittel ihre Produkte mit diesem Argument an (obgleich ja nachweislich gerade diese eine Reihe von Allergien und Hautreizungen auslösen können: siehe dazu ab Seite 90). So zum Beispiel: »Pilca bewährt sich immer wieder, weil es wissenschaftlich entwickelt und geprüft ist. Für Frauen. – Damit kein Haar Ihre Schönheit trübt.«[6] »Jade Enthaarungscreme. Für Achseln, Beine und Gesicht. Für gepflegtes, schönes Aussehen. Klinisch getestet.«[7] »Veet Creme mit Lanolin wird in den Laboratorien von Dae Health in London hergestellt. Hier sind Hautpflege und kosmetische Haarentfernung seit langem Bestandteil der Entwicklungs- und Forschungsarbeit. Das Ergebnis jahrelanger Erfahrungen ist Veet mit Lanolin, das in Deutschland durch die Parfumerie Royale vertrieben wird.«[8]

Auch der Vergleich mit dem Mann wird in den Anzeigen gern verwendet. Ein Beispiel: das Bild einer behaarten Männerhand auf einem unbehaarten Frauenbein in einer Anzeige von Pilca aus dem Jahre 1969, darunter: »Frauenhaut braucht sanfte Pflege!« Ein noch krasseres Beispiel bietet eine Anzeige von Pilca aus dem Jahre 1973. Sie zeigt unter dem Motto, »Haare sind beim Mann nur schön ... bei Frauen stören sie« einen nackten, am ganzen Körper behaarten Mann als Modell. Den Frauen wird damit suggeriert: Wenn ihr nicht so aussehen wollt, müßt ihr eben Pilca nehmen! Oft findet sich auch der Hinweis, daß gerade Männer »hübsche und nackte Frauenarme und glatte zarte Frauenhaut gern haben«[9] – sexuelle Attraktivität als Lockmittel.

Die einzelnen Firmen treten auch in Konkurrenz mit-

einander. So kritisieren etwa die Hersteller chemischer Enthaarungsmittel das Rasieren für Frauen als unvorteilhaft,
während die Hersteller von Rasierapparaten die Nachteile
und Nebenwirkungen chemischer Enthaarungsmittel beschreiben: »Ladylike. Der Ladyshave wirkt sofort, und gleich
danach können Sie wieder Seife, Parfum oder Deodorants verwenden (weil die Haut nicht durch chemische Substanzen ge-
reizt wird).«[10] »Jetzt sind Sie erst wirklich hübsch... Keine
Stoppeln – keine Rötungen – keine Rasierspuren. Unbe-
schwert und froh können Sie die Arm-Freiheit genießen.«[11]

Mit dem speziell für Frauen entwickelten »Lady Shave«
haben die Firmen Braun AG, Philips und Remington in den
Frauen einen neuen Absatzmarkt für ihre elektrischen Rasier-
apparate entdeckt. Doch auffallend ist, wie selten in den Werbeanzeigen der weibliche Oberlippen- oder Kinnbart tatsächlich als solcher benannt wird: Er bleibt bis auf wenige Ausnahmen ein unausgesprochenes Tabu. In den meisten Anzeigen
heißt es vielmehr: »Zärtlich für ihr Gesicht«[12] oder gar
»Schnurrbärte sind nur für Katzen schön!«[13].

Jährlich werden Millionen für die Enthaarung des weiblichen Körpers ausgegeben. Die Haarentfernungsindustrie
floriert, ebenso die Kosmetikinstitute, Parfumerien, Drogerien usw., in denen die Mittel angeboten werden. Nicht zu
überblicken ist hingegen, wieviele Frauenhaare durch die Einnahme von bestimmten Medikamenten (siehe hierzu ab Seite
65) oder gar die Haarentfernungsmethoden selbst überhaupt
erst entstanden sind – denn viele Methoden regen den Haarwuchs an, statt ihn einzudämmen (siehe hierzu ab Seite 90).

Einige Beispiele zu den Kosten von Enthaarungsange-
boten: Die Entfernung eines Damenbartes auf der Oberlippe
mit Wachs kostet z. B. im Kosmetikinstitut 8–12 DM, für die
Beine bereits 40–60 DM. Bei der Vernichtung eines Damen-
bärtchens mittels Elektrokoagulation wird es dann schon sehr
viel teurer: Die gesamte Behandlung, die sich über Jahre hin-

zieht, weil in einzelnen Sitzungen nur wenige Haare abgetötet
werden können, kostet einige tausend Mark. Und die sehr um-
strittene Hormonbehandlung (siehe dazu ab Seite 80) kostet –
je nach Einnahmezeit – bis zu 50 000 DM. Das meiste Geld
würde dabei allein für Medikamente draufgehen: Eine Pak-
kung Androcur kostet beispielsweise für einen Monat 71 DM,
bei einjähriger Anwendung ca. 850 DM, bei zehnjähriger
8 500 DM und bei dreißigjähriger mindestens 25 000 DM –
stabile Preise vorausgesetzt.

Da stärker behaarte Frauen von vielen Ärzten und Ärztinnen als »Kranke« behandelt werden, bezahlen die Kran-
kenkassen die Kosten für eine ärztlich verschriebene Hormonbehandlung. Nur in besonderen Einzelfällen sind die
Kassen auch geneigt, die Kosten für kosmetische Haarentfernung zu übernehmen: wenn nämlich das Selbstwertgefühl der
Frau so stark herabgesetzt ist, daß sie sich kaum noch aus dem
Haus traut, und ein psychiatrisches Gutachten ihr das bestä-
tigt.

Mit Haarproblemen von Männern hingegen wird anders verfahren. Die Glatze eines Mannes z. B. wird von vorn-
herein nicht als Krankheit gewertet. So fällte etwa das Lan-
dessozialgericht Baden-Württemberg in Stuttgart 1988 ein
rechtskräftiges Urteil, das besagt, daß ein Toupet für einen
Mann im Regelfall kein »Heil- oder Hilfsmittel« sei und daher
auch nicht von der Krankenkasse bezahlt werden müsse.[14]

Wenn Frauen Haare lassen, profitieren davon also viele
– nur nicht die Frauen selbst. Sie opfern Zeit, Geld und Energie und leiden – seelisch wie körperlich – für das gewinnträch-
tige Frauenideal der unbehaarten Haut. Kaum auszudenken,
was sie alles gewinnen und ersparen könnten, würden sie sich
der Haarentfernungs-Ideologie verweigern...

II Die »übermäßige« Körper- und Gesichtsbehaarung

4 Hirsutismus und was sich hinter medizinischen Krankheitsbezeichnungen verbirgt

Tausende von Frauen glauben, daß sie krank seien, weil sie stärker oder anders behaart sind als andere, und lassen sich hormonell behandeln, obwohl sie meistens kerngesund sind. In vielen Köpfen schwirrt dabei das (falsche) Schlagwort von dem »Zuviel an männlichen Hormonen« herum (siehe dazu ab Seite 58). Inzwischen gehört neben besserem Wissen eine gute Portion Selbstvertrauen dazu, sich als stärker Behaarte überhaupt noch gesund zu fühlen.

Werbung und Mode tun das ihre dazu, wie wir im vorherigen Kapitel gesehen haben. Doch auch ÄrztInnen wollen Frauen davon überzeugen, wie sie auszusehen haben: »Ein Bart im Gesicht, Haare auf der Brust, für eine Frau ist das nicht in Ordnung«[1]; »sie sind wenig fraulich«[2]. Auch MedizinerInnen sind schließlich von gesellschaftlichen Idealbildern geprägt, und daher gehen auch sie selbstverständlich davon aus, daß Frauen eher haarlos und keinesfalls bärtig sind.

Die stärkere Behaarung von Frauen ist in der medizinischen Wissenschaft ein beliebtes Thema. Fast ausschließlich waren es bislang Männer, die sich medizinisch-wissenschaftlich mit dem Thema beschäftigten. Es ist eben eine nicht zu leugnende Tatsache, daß vor allem die Frauenheilkunde immer noch eine Männerdomäne ist. Dieser männlich orientierte ›Sachverstand‹ hat für Frauen teilweise schwerwiegende Folgen.[3] Viele behaarte und auch bärtige Frauen glauben, sie seien keine »richtigen Frauen«, und mit ihren Hormonen stimme etwas nicht. Ein Vorurteil, das mittlerweile leider weit verbreitet ist und dringend revidiert werden muß.

Hinzu kommt: Viele Frauen mit Gesichts- oder stärke-

rer Körperbehaarung fühlen sich mit ihrem Problem ziemlich
allein und »abseits von der Norm«. Die meisten haben daher
schon deshalb das Gefühl, behandlungsbedürftige Ausnahmen zu sein. Das ist aber falsch: Manchen Schätzungen zufolge haben mindestens eine Million Frauen in Deutschland
Barthaare und/oder deutlich stärkere Körperbehaarung
(siehe hierzu die Zahlen auf Seite 22). Ein Phänomen, das so
häufig vorkommt und weder Schmerzen verursacht noch (in
den allermeisten Fällen) Zeichen einer Organerkrankung
oder einer Stoffwechselstörung ist, dürfte wissenschaftlich
korrekterweise nicht als »pathologisch« bezeichnet werden.
Auch wenn es nicht die große Mehrheit aller Frauen betrifft,
ist es doch nichts als eine Normvariante, etwas ganz Natürliches. ›Krankheitswert‹ bekommt es erst dadurch, daß es als
›krankhaft‹ bezeichnet wird.

Im übrigen gehen auch unter WissenschaftlerInnen die
Schätzungen darüber, wie häufig das Phänomen »krankhaf-
ter« Behaarung bei Frauen ist, recht stark auseinander.
»Schätzwerten, die die Häufigkeit des Hirsutismus mit 3 %
ansetzen, stehen andere gegenüber, wonach bei etwa 30 % der
weißen weiblichen Bevölkerung Symptome des Hirsutismus
vorliegen sollen... Systematische Untersuchungen an reprä-
sentativen und ausreichend großen Stichproben verschiedener Bevölkerungen über die Häufigkeit des Hirsutismus und
der verschiedenen Hirsutismustypen bei Frauen verschiedener Rassen sind meines Wissens bisher nicht durchgeführt
worden. Das hängt sicher auch damit zusammen, daß es sich
– wenn man einmal von den schweren Hirsutismusformen
aufgrund schwerer endokriner Störungen absieht – um ein
Phänomen handelt, dessen ›Krankheitswert‹ sehr stark vom
sozialen Umfeld der betroffenen Frauen abhängig ist... Da
sich aber tatsächlich nicht exakt definieren läßt, wo die Grenzen zwischen (noch) normal und (schon) hirsut zu ziehen
sind, geben Angaben über die Häufigkeit dieses Phänomens

letztlich nur die subjektive Einschätzung des Untersuchers darüber wieder, wieviele der von ihm beobachteten Frauen sie der einen oder der anderen Gruppe zugeordnet haben«, schrieb mir dazu ein bekannter Dermatologe.[4]

Diejenigen, die bereits in Mittelmeerländer gereist sind, wissen aus eigener Anschauung, daß die Frauen in diesen Regionen oft stärker behaart sind, wenngleich auch dort das Schönheitsideal der haarlosen jungen Frau existiert. Die weibliche Körper- und Gesichtsbehaarung ist von Land zu Land und Kontinent zu Kontinent sehr unterschiedlich. Bei den mongolischen Völkern und bei Frauen aus fernöstlichen Ländern wird nur eine spärliche Gesichts- und Sexualbehaarung gefunden. Auch bei Schwarzen und Indianerinnen ist vermehrte Körperbehaarung selten. Bei bestimmten Rassen, wie etwa bei den Ainus, den Papuas, bei Pygmäen oder bei Buschfrauen ist eine starke Behaarung weit verbreitet.[5] Nach Rook, Wilkinson u. Ebling (1968) haben 84 Prozent der Frauen in Wales (England) an Armen und Beinen eine Behaarung, die nicht mit unserem Schönheitsideal übereinstimmt; 26 Prozent haben Gesichtsbehaarung.[6] Das Spektrum reicht damit von der geringen Gesichts- und Sexualbehaarung der Frauen aus fernöstlichen Ländern bis hin zu den Kaukasierinnen, die als die am stärksten behaarten Frauen gelten.[7]

Gäbe es mehr Studien darüber, wie sich die Behaarungsmuster von Frauen und Männern nach ihrer ethnischen Zugehörigkeit unterscheiden, würden wir möglicherweise auf Regionen dieser Erde stoßen, in denen es kein Tabu ist, wenn Frauen ihren Bart offen tragen und auf ihre Körperbehaarung stolz sind. In Jamaika fand ich Ansätze davon, und auch über Indianerinnen im Amazonasgebiet habe ich dergleichen gehört. Das allein macht bereits deutlich, wie sehr das Behaarungsmuster bei uns von einem Schönheitsideal auf Kosten der Frauen geprägt ist, die unendliche Stunden, Geld und Energie darauf verwenden, diesem Ideal zu entsprechen.

Hirsutismus und Hypertrichose

Bis dato sind unter dem Stichwort *Hirsutismus* Hunderte von medizinischen Artikeln zur stärkeren Behaarung von Frauen veröffentlicht worden. Mit ›Hirsutismus‹ beschreiben die MedizinerInnen eine vermehrte Behaarung ›männlichen‹ Typs bei Frauen. Dabei fällt auf, daß sich die Definition am *Mann als Norm* orientiert. Das verdeutlicht: Die Medizin gibt sich zwar den Anschein einer objektiven Wissenschaft, doch operiert sie mit subjektiven Maßstäben, in denen nur eine Hälfte der Menschheit die Normalität verkörpert.

Der Begriff Hirsutismus wurde in unserem Jahrhundert geprägt, und zwar 1910 von Apert.[8] Er macht noch einmal deutlich, daß die verstärkte natürliche Behaarung von Frauen von vornehereim negativ bewertet wird: Hirsutismus ist vom lateinischen »hirsutus« abgeleitet und bedeutet »struppig«, »rauh«, »borstig«.

Es ist interessant, in Lexika die Erklärung des Begriffs zu verfolgen. Im »Großen Brockhaus« taucht erstmals 1931 ein Hinweis unter dem Stichwort »hirsuties« auf und wird ganz einfach als »übermäßiger Haarwuchs« erklärt.[9] In »Meyers Enzyklopädischem Lexikon« von 1974 wird Hirsutismus dagegen schon als »abnormer Haarwuchs, besonders bei Frauen (Damenbart) als Teilerscheinung des Virilismus«[10] beschrieben. (*Virilismus* = »Vermännlichung von Frauen«; oft wird auch *Defeminisierung* = »Verlust der Weiblichkeit bei Frauen« gebraucht.) Heute wird Hirsutismus in verschiedenen Lexika häufig – und medizinisch ungenau – nur »als übermäßiger Haarwuchs bei Frauen aufgrund einer Überfunktion oder einem Geschwulst der Nebennieren oder der Keimdrüsen« erklärt.[11]

Der Begriff Hirsutismus wird in der Medizinsprache dann verwendet, wenn die Behaarung bei einer Frau vom ›normalen weiblichen‹ Muster abweicht, also z. B. die Schamhaar-

begrenzung rautenförmig zum Bauchnabel hin hochläuft
und/oder auf die Oberschenkelinnenseiten übergreift, wenn
der Frau Haare zwischen den Brüsten oder auf den Warzenhö-
fen der Brüste wachsen, Haare auf den Zehenrücken oder den
Schultern, wenn ihr Koteletten wachsen oder Haare auf der
Oberlippe und am Kinn. Eine isolierte verstärkte Behaarung
an den Unterschenkeln und den Unterarmen gilt dagegen
nicht als »Hirsutismus«.

Je nach dem Grad der Haarverteilung bei Frauen ›nach
männlichem Muster‹ sprechen MedizinerInnen von leich-
tem, mittelschwerem oder schwerem Hirsutismus. Doch
diesen Klassifizierungen des Hirsutismus haftet etwas Will-
kürliches an: Es ist nach ärztlicher Aussage nämlich praktisch unmöglich, »eindeutig eine Grenze zwischen noch nor-
maler weiblicher Körperbehaarung und hirsutem Behaarungsmuster festzulegen. Ein dichter Haarbestand von hell-
blonden, optisch kaum auffälligen Haaren im Oberlippen-
bereich wird von der einen Frau als nicht störend empfunden
werden, während eine dunkelhaarige Frau bei tatsächlich ge-
ringerem Haarbestand in dieser Region diesen als Beeinträchtigung ihres Aussehens empfindet. Sucht sie dann ärztliche Hilfe, wird die Diagnose ›leichter Hirsutismus‹ gestellt
werden.«[12]

Neben dem Begriff Hirsutismus existiert noch ein wei-
terer, nämlich *Hypertrichose*. Hypertrichose und Hirsutismus werden in Fachliteratur und Lexika immer wieder
verwechselt. Laut »Pschyrembel« – dem Duden der MedizinerInnen – ist Hypertrichose zunächst einmal nur eine »vermehrte Körperbehaarung« (hyper = über; trix, trichos =
Haar)[13]. Eine solche Hypertrichose unterscheidet sich vom
Hirsutismus lt. Pschyrembel in zwei Dingen: Zum einen wird
der Begriff für Frauen *und* Männer gebraucht; zum anderen
ist die Behaarung meist auf abgegrenzte Hautareale beschränkt. Sie kann sich in Haarbüscheln zeigen, die z. B. nur

über dem Kreuzbein wachsen, aber auch in langem dichten Haar am ganzen Körper und im Gesicht.

Wie auch beim Hirsutismus (siehe unten) werden verschiedene Formen der Hypertrichose unterschieden, die entweder angeboren sind (*Hypertrichosis circumscripta* oder *H. congenita universalis*) oder auf eine Krankheit hinweisen bzw. auch auf die Einnahme von Medikamenten zurückzuführen sind (*Hypertrichosis medicamentosa*). Zusätzlich kann die sogenannte *Hypertrichosis irritative* auch nach langanhaltenden mechanischen oder thermischen Hautreizungen auftreten. Haare auf den Schultern von LastträgerInnen sind ein Beispiel dafür. Ein anderes Beispiel sind neu wachsende Haarbüschel in der Umgebung von heilenden Geschwüren nach entzündlichen Hautreaktionen oder auf Schienbeinschwellungen.

Um die Verwirrung noch größer zu machen, wird im medizinischen Fachjargon außerdem noch von *idiopathischem* (selbständigem, von sich aus entstandenem) Hirsutismus gesprochen, von *konstitutionellem* (der Konstitution, der körperlichen und seelischen Verfassung entsprechend), von *genetischem* (erblich bedingten), von *iatrogenem* (durch ärztliche Einwirkung entstandenem, z. B. nach Langzeittherapie mit einem bestimmten Medikament) oder auch von *symptomatischem* Hirsutismus (d. h. auf eine zugrundeliegende Organerkrankung hinweisend, etwa eine Geschwulst der Nebennierenrinde).

Kein Wunder, daß viele Frauen erschrecken, wenn sie etwa die Diagnose »Sie haben idiopathischen Hirsutismus« hören. (Dabei bedeutet das nichts anderes, als daß der Haarwuchs von sich aus entstanden und daher ganz natürlich ist!) Alle diese Begriffe klingen nach Krankheit. Tatsächlich aber sind 90 bis 95 Prozent aller stärker behaarten Frauen vollkommen gesund: Sie alle können dem *idiopathischen* und *genetischen* Hirsutismus zugeordnet werden. Nur 5 bis 10 Prozent aller stärker behaarten Frauen sind dem sogenannten *sympto-*

matischen oder *iatrogenen* Hirsutismus zuzuordnen, bei dem die Behaarung auf eine Krankheit als Ursache oder auf die Einnahme von Medikamenten zurückzuführen ist (siehe dazu ab Seite 65).

Interessanterweise gibt es für besonders stark behaarte Männer keine ›Krankheitsbezeichnung‹ analog dem Begriff Hirsutismus für die Frau. Auch für ausgesprochen glatthäutige, sehr wenig behaarte Männer scheint ein abwertender oder gar eine Krankheit andeutender Begriff nicht zu existieren. Die vielen individuellen Unterschiede in der männlichen Körperbehaarung gelten im medizinischen Sinne offenbar ohne Frage als normal. So schreibt Hammerstein zum Beispiel, daß geringe Körperbehaarung und / oder Glatze beim Mann durchaus als normale und geschlechtsspezifisch vererbte Haarverteilung anzusehen sei, während er bei Frauen davon ausgeht, daß die stärkere Behaarung unnormal oder gar krankhaft sei.[14]

Würden auch die vielen individuellen Unterschiede weiblicher Behaarung für völlig normal und nicht der Rede wert gehalten werden, müßten sich nur noch die (wenigen) Frauen als behandlungsbedürftig empfinden, bei denen die starke Behaarung tatsächlich Zeichen einer bestimmten Erkrankung ist. Alle anderen hätten ein Problem weniger!

Obgleich feststeht, daß neun von zehn stärker behaarten und / oder bärtigen Frauen organisch vollkommen gesund sind, wird auf medizinischem Gebiet dennoch auch mit diesen gesunden Frauen weiter experimentiert. Dabei werden vor allem ›vielversprechende‹ Hormonbehandlungen an den Frauen ausprobiert, insbesondere die Behandlung mit sogenannten Antiandrogenen (siehe dazu ab Seite 80).

Die meisten ÄrztInnen legitimieren solche schweren Eingriffe in den Hormonhaushalt der gesunden Frauen mit dem großen Leidensdruck, den diese wegen ihrer Körperbehaarung oder ihres Bärtchens verspürten. Und die Frauen ver-

trauen darauf, daß es schon richtig sein werde, was ihr Arzt/
ihre Ärztin sagt. Gesunde Frauen werden damit, ohne es zu
wissen, zu »Versuchskaninchen« medizinischer Experimente.

Tatsächlich leiden viele Frauen bis hin zu Suizidgedan-
ken unter ihrer Behaarung. Bei manchen ist das Selbstwertgefühl so stark herabgesetzt, daß sie sich kaum noch aus dem
Haus trauen; andere sind verunsichert und depressiv und haben keine Lebensfreude mehr. Das Leiden wird nicht nur
durch das existierende Schönheitsideal verstärkt, sondern
eben auch von ÄrztInnen und WissenschaftlerInnen, die mit
ihren Untersuchungen und Behandlungsangeboten den Ein-
druck einer vorliegenden Krankheit noch unterstützen – an-
statt die Frauen im Gegenteil darin zu bestärken, daß sie körperlich ganz gesund sind. Ihr seelischer Leidensdruck ist ja
vor allem gesellschaftlich bedingt. Und soziale Probleme lassen sich bekanntlich nicht mit Spritzen und Tabletten lösen.

Die meisten MedizinerInnen sehen das aber anschei-
nend anders. Die Gynäkologin Elvira Lux formuliert es so:
»Die moderne, nicht nur krankheits-, sondern auch patien-
tenzentrierte medizinische Anschauung hält die Abschaffung
der virilen (= Vermännlichungs-)Symptome für eine präven-
tive Methode der Medizin.«[15]

Zum besseren Verständnis der medizinischen Details
und damit betroffene Frauen im Umgang mit ÄrztInnen sicherer werden, gehe ich im folgenden näher auf die medizinischen Behandlungsangebote, die Therapie mit Antiandrogenen und die möglichen Ursachen für stärkere weibliche Behaarung ein.

5   Ursachen »übermäßiger« Behaarung

Die Rolle der Androgene

In den vergangenen Jahren war die Auffassung weit verbreitet, daß starker Haarwuchs und/oder Bartwuchs bei Frauen mit einer Überproduktion der männlichen Hormone, der *Androgene*, zu tun hat. Ausgangspunkt für diese These waren wissenschaftliche Beobachtungen, die besagten, daß hormonelle Veränderungen während der Pubertät das Wachstum von Achsel-, Schambehaarung, des Bartes und der Körperhaare beeinflussen.

Mittlerweile ist durch viele Studien nachgewiesen, daß die Androgenwerte bei 90 bis 95 Prozent aller stärker behaarten und bärtigen Frauen vollkommen im Normalbereich liegen. Die frühere These, ein erhöhter Androgenspiegel sei die Ursache für die stärkere Behaarung, konnte sich nicht bestätigen. Auf welche Weise die Androgene überhaupt an der stärkeren weiblichen Behaarung beteiligt sind, wurde tatsächlich bislang noch nicht völlig ergründet.[1]

Die WissenschaftlerInnen haben heute eine neue These: Jetzt wird damit argumentiert, der stärkere Haarwuchs bei Frauen habe mit einer höheren Empfindlichkeit der Haarwurzelzellen gegenüber Androgenen zu tun. Das soll bedeuten: Nicht mehr ein ›Androgenüberschuß‹, sondern eine Überempfindlichkeit der Zellen gegenüber den normalen Androgenmengen im Körper der Frau soll an der starken Behaarung schuld sein.

Diese Sensibilität der Haarfollikel auf Androgene kann tatsächlich individuell eine Rolle spielen. Falls eine solche be-

sondere Empfindlichkeit wirklich besteht, ist sie jedoch angeboren bzw. erblich bedingt und auch von der jeweiligen ethnischen Zugehörigkeit abhängig[2] – also etwas Normales.

Es drängt sich allerdings auch der Verdacht auf, daß es
vielleicht gar keine »überhöhte« Empfindlichkeit der Haarwurzelzellen gegenüber den Hormoneinwirkungen gibt.
Ebensogut ist denkbar, daß die Zellen ganz natürlicherweise
mal stärker, mal weniger stark auf die im Blut kreisenden Androgene reagieren.

Während der Pubertät fördern die Androgene im Zusammen-
wirken mit den weiblichen (und auch im männlichen Körper
vorkommenden) Östrogenen u. a. das Wachstum der Achsel-
und Schambehaarung.[3] Außerdem sind sie für die Erhaltung
der männlichen Sexualfunktionen unentbehrlich (und wahrscheinlich auch für die der weiblichen). Die Androgene wirken auf viele sogenannte Zielorgane im männlichen Körper
ein: auf das Skelett, das Blut, die Muskulatur, das Gehirn und
die Hoden. »Empfangsstationen« (Rezeptorstrukturen) für
Androgene wurden beim Mann außerdem nachgewiesen in
den Nieren, der Lunge und der Leber (wo sie abgebaut und
dann aus dem Körper ausgeschieden werden).[4] Welche Rolle
die Androgene bei Frauen genau spielen, ist bis heute noch
wenig erforscht.

Da die Produktion der Hormone jedoch auch mit dem
seelischen Befinden jeder Person zusammenhängt bzw. das
Zusammenspiel aller Hormone das seelische und körperliche
Befinden beeinflussen kann, ist es schwer, die Wirkungen und
Wirksamkeitsgrade der Hormone exakt festzustellen[5]: Viele
Faktoren spielen dabei eine Rolle.

Die intensivere Erforschung der Hormone, vor allem
der sogenannten Sexualhormone – Östrogene, Gestagene und
Androgene – begann in den 30er Jahren. Das erste der mindestens 30 verschiedenen Östrogene im Körper der Frau konnte

1932 in seiner chemischen Struktur entschlüsselt und dann künstlich nachgebaut (synthetisiert) werden. 1939 wurde die chemische Formel für Testosteron, das wichtigste Androgen, gefunden.[6] Jedoch ist es erst in den siebziger Jahren möglich geworden, im Blut des Mannes neben dem Testosteron auch andere Androgene zu messen. Dihydrotestosteron wurde 1968, Androstendiol erstmals 1973 in männlichen Geweben nachgewiesen.[7] Die Hormonforschung ist eine noch sehr junge Wissenschaft.

Fast alle Sexualhormone kommen bei beiden Geschlechtern vor. Im Blut jedes Menschen kreisen daher sowohl männliche (Androgene) als auch weibliche Keimdrüsenhormone (Östrogene). Die nachfolgende Tabelle zeigt die sogenannten Normalwerte einzelner Androgene bei Männern und Frauen.

Als wichtigste Androgene, geordnet in steigender Reihenfolge ihrer androgenen Wirkung, nennt der Hormonforscher Schell: 1. Dehydroepiandrosteron, 2. Androstendion, 3. Testosteron und 4. Dihydrotestosteron.[9]

Am jeweiligen Zielorgan entstehen aus Testosteron die chemischen Abkömmlinge Dihydrotestosteron und Andro-

Androgentyp	Frau	Mann
	Plasmaspiegel (Blutwerte) ng / 100 ml	Plasmaspiegel (Blutwerte) ng / 100 ml
Dehydroepiandro-steron	400–700	400– 700
Androstendion	120–240	95– 135
Testosteron	20– 80	400–1000
Dihydrotestosteron	18– 25	35– 65

Tab.: Normalwerte nach Werder u. a.[8]
          ng = Nanogramm = 1 Milliardstel Gramm

stendiol. Diese beiden Testosteron-Produkte üben die eigentliche androgene Wirkung aus.[10] Was den Einfluß der Androgene auf den Haarwuchs betrifft, besteht allgemein Übereinstimmung darin, daß die überwiegende Androgenwirkung durch Dihydrotestosteron bedingt ist.[11]

Überraschend ist, daß die Werte der einzelnen Androgene bei Männern nicht grundsätzlich höher liegen als bei Frauen: Die Dehydroepiandrosteron-Werte werden für Männer wie für Frauen als gleich hoch angegeben. Die durchschnittlichen Androstendion-Werte der Frau liegen sogar höher als beim Mann.

Die oben gezeigte Tabelle könnte eine gute Orientierungshilfe für die Normalwertbestimmung bei einem Hormontest sein. Doch die Forschenden sind sich auch in diesen Ergebnissen nicht einig. In der medizinischen Literatur finden sich zu den sogenannten Normalwerten – beim Mann wie bei der Frau – viele unterschiedliche Angaben. Die nachfolgende Tabelle soll das verdeutlichen. Sie zeigt die in der Literatur angegebenen unterschiedlichen Werte für den Testosterongehalt im Blut der Frau. (Bei der Beschreibung der Werte anderer männlicher Hormone im weiblichen Körper finden sich in der Fachliteratur ähnliche Unterschiede.)

Lauritzen[12]	15–70	ng / 100 ml
Taubert[13]	20–50 (60)	ng / 100 ml
Werder[14]	20–80	ng / 100 ml
Brandau[15]	30–80	ng / 100 ml
Bioscientia[16]	30–95	ng / 100 ml

Tab.: In der Literatur angegebene »Normalwerte« für Testosteron im Blut der Frau

Bei der Betrachtung von sogenannten Normalwerten sollten wir uns grundsätzlich vor Augen halten, daß Normalwerte immer nur Durchschnittswerte sind. Die Eingrenzung des als »normal« definierten Bereichs durch einen Minimal-

und einen Maximalwert läßt keine individuellen Über- oder Unterschreitungen zu.*

Als Laiin auf diesem Gebiet fällt es mir schwer zu beurteilen, wie wesentlich die oben genannten Unterschiede tatsächlich sein mögen. Jedoch kann ich als Bartfrau, die sich einem Hormontest unterzogen hat, wohl sagen: Für mich persönlich ist es ein großer Unterschied, ob meine Hormonwerte aufgrund einer ganz bestimmten Eingrenzung als »völlig normal« gelten, in den Grenzbereich der sogenannten Normalwerte fallen oder gar als »unnormal« und damit krankhaft eingestuft würden. Mit Sicherheit würde mich das eine beruhigen, das andere eher verunsichern. Und je nachdem würden mir vom Arzt/von der Ärztin auch andere Behandlungsangebote gemacht, mit denen ich mich auseinanderzusetzen hätte.

Die Forschenden sind sich übrigens nicht einig, was es mit den Androgenwerten bei stärkerer weiblicher Behaarung auf sich hat. Während etwa Demisch und Taubert[18] u. a. betonen, daß sich im Blut der meisten stärker behaarten (hirsuten) Frauen normale Androgenspiegel finden, schreibt ihr Kollege Adams: »Der entscheidende therapeutische Ansatzpunkt sind die leicht erhöhten Androgenspiegel«[19]. Brandau wiederum behauptet, von allen stärker behaarten Frauen hätte die Hälfte völlig normale Androgenwerte, die andere Hälfte nicht[20].

Unterschiedliche Forschungsansätze führen zu sehr unterschiedlichen Ergebnissen. Demisch schreibt dazu: »Der Anteil hirsuter Frauen mit normalen Testosteronspiegeln im Plasma variiert in den verschiedenen Arbeiten erheblich (10 bis 100 Prozent). Diese Unterschiede können methodisch bedingt sein; vor allem dürften jedoch die unterschiedlichen Auswahlkriterien der Untersucher zu diesen Differenzen füh-

---

* Für diejenigen, die sich intensiver mit den Wirkungsbereichen der Androgene beschäftigen möchte, empfehle ich die Arbeiten von Dr. Demisch oder Prof. Dr. Schindler (17).

ren. In unserer Studie wurden erstmals mehr als 100 hirsute Frauen untersucht.«[21]

Im Klartext: Alles ist noch sehr umstritten. Und die meisten Studien beziehen sich außerdem auf Ergebnisse, die mit sehr kleinen Gruppen von Frauen gewonnen wurden. Als wissenschaftlich endgültig abgesichert oder gar allgemein verbindlich sind sie keineswegs zu betrachten.

Was bringt der Hormontest?

An dieser Stelle erscheinen mir einige Hinweise für Frauen, die wegen ihrer stärkeren Behaarung einen Hormontest machen lassen wollen, besonders wichtig:

1. Vor jedem Test sollte unbedingt geklärt werden, ob starker Haarwuchs auch in der Familie auftritt und wann er eingesetzt hat. Hat zum Beispiel der Bartwuchs mit der Pubertät begonnen und ist die Menstruation ziemlich regelmäßig, können Frauen beruhigt auf einen Arztbesuch, einen Hormontest oder gar eine Hormonbehandlung verzichten.[22] Grund: der Haarwuchs ist erblich bedingt und völlig normal.

2. Hat der Haarwuchs ganz plötzlich eingesetzt, und tritt er zusammen mit anderen körperlichen Veränderungen auf, können Hormontests abklären helfen, ob eine abgrenzbare Erkrankung der Eierstöcke oder der Nebennierenrinden vorliegt. (Genaueres dazu ab Seite 68).

3. Frauen, die einen Hormontest machen lassen, sollten immer im Auge behalten, daß zweifelsfrei erhöhte Androgenwerte höchstens bei fünf bis zehn Prozent aller stärker behaarten Frauen nachgewiesen werden, bei 90 bis 95 Prozent aber nicht. Skepsis gegenüber der

Bewertung der Testergebnisse ist also durchaus angebracht: Nach welchen Maximalwerten hat sich der Arzt / die Ärztin dabei gerichtet?

4. Hormonwerte unterliegen grundsätzlich Schwankungen. Sie sind vom Monatszyklus abhängig, und sie haben eine zirkadiane Rhythmik, d. h. die Werte variieren je nach Tageszeit.[23] Außerdem können sich Hormonwerte je nach psychischer Verfassung verändern: Streß, Essen, Trinken, Anstrengungen, sexuelle Reize und andere Faktoren beeinflussen ihre Höhe. Neueste Erkenntnisse weisen darauf hin, daß auch Sonneneinstrahlung den Hormonspiegel verändern kann.[24] In der Praxis empfiehlt es sich daher, auf 3 bis 4 Hormonbestimmungen, und zwar immer zur selben Tageszeit, zu bestehen, damit die Fehlerquote gering gehalten wird.

5. Sehr wichtig ist auch, welche Hormonwerte überhaupt gemessen werden und wie. Die früher übliche Hormonmessung im Harn ist heute überholt. Man bestimmt im allgemeinen Testosteron, Androstendion sowie Dehydroepiandrosteron im Blut.[25] Vorher danach fragen!

Alle Testergebnisse können übrigens unter Umständen gänzlich in Frage gestellt werden, wenn wir eine Tatsache in Betracht ziehen: Androgene können im Körper der Frau auch zu Östrogenen umgewandelt werden. »Das Gehirn kann mindestens Androgene in Östrogene verwandeln«, schreibt hierzu die amerikanische Wissenschaftlerin Carol Hagemann-White. »Die Forschung hierüber ist noch sehr jung. Es gibt Effekte, die als Wirkungen von Androgenen bekannt geworden sind, die bei späteren Versuchen auch mit Östrogenen hervorgerufen wurden. Da die Einschätzung der Wirkungsweise der Hormone noch sehr im Fluß ist (unter anderem weil es erst seit kurzem präzise Meßverfahren für das Vorhandensein von Hormonen im Körper gibt), sind alle Theorien über die Bewirkung von Geschlechtsunterschieden... mehr als voreilig.«[26]

Und schließlich müssen wir uns immer wieder klar machen, daß die Hormonforschung viele ihrer Ergebnisse von Tierexperimenten ableitet. Tierexperimente liefern jedoch keine schlüssigen Auskünfte über die Wirkung der Hormone auf den menschlichen Körper oder gar die menschliche Seele. Das geben zwar auch die Forschenden zu – aber viele »vergessen« das auch gern wieder, sobald es darum geht, Ergebnisse zu deuten und in die (frauenärztliche) Praxis umzusetzen.

Medikamente und Antibabypille

Ganz allgemein gilt, daß kaum ein Medikament so gezielt eingesetzt werden kann, daß es nicht gleichzeitig neben der erwünschten Wirkung noch andere Wirkungen hat. Gerade Langzeittherapien mit Arzneimitteln bewirken oft Organschäden, die eine weitere Erkrankung hervorrufen können. Auch der – unerwünschte – Haarwuchs kann durch Medikamente gefördert werden.

Obgleich es bislang keine exakten Zahlen dazu gibt, weisen eine ganze Reihe von Autoren medizinischer Artikel ausdrücklich darauf hin, daß Ärzte und Ärztinnen bei der Diagnose des Hirsutismus bei Frauen haarwuchsfördernde Medikamente unbedingt beachten bzw. ihre Einnahme vor jeder weiterführenden medikamentösen Behandlung ausschließen sollen. Sie nennen dabei vor allem die Antibabypille sowie Medikamente, die männliche Sexualhormone (Androgene) jeglicher Art oder künstliche oder natürliche Gestagene enthalten.

Von allen Mitteln, die in der Regel langzeitig eingenommen werden, ist die Antibabypille wohl das bekannteste Beispiel für Tabletten mit haarwuchsfördernder Nebenwirkung. Eine stark behaarte oder bärtige Frau wird daher auch oft gefragt, ob sie vielleicht die »falsche Pille« nehme: also einen Antibabypillen-Typ, der für sie individuell »zu viel« Gestagene enthält. Dabei wird jedoch übersehen, daß im Grunde jede gestagenhaltige Antibabypille »vermännlichende« (androgene) Restwirkung hat – und deshalb unter Umständen den Haarwuchs anregen kann. Neben der verstärkten Behaarung treten dann oft auch weitere unerwünschte Nebeneffekte wie z. B. fettige Haut oder Akne auf.[1]

In der Frauenheilkunde werden männliche Sexualhormone (oft in Kombination mit weiblichen Sexualhormonen) bei bestimmten Krebserkrankungen, Zyklusstörungen und auch Beschwerden während der Wechseljahre eingesetzt. Sie alle können teils schwerwiegende Nebenwirkungen zeigen. Mittel wie Andriol, Pasuma, Proviron, Testoviron und Tonol können bei Frauen verstärkten Haarwuchs, Akne und Vertiefung der Stimme auslösen, die unter Umständen nicht mehr rückgängig zu machen sind. Einige neuere Untersuchungen berichten zusätzlich von Leberkrebserkrankungen bei längerdauernder Anwendung.[2]

Außerdem wurde nachgewiesen, daß manche Medikamente wie z. B. bestimmte Anti-Epilepsie-Mittel (Wirkstoff: Diphenylhydantoin oder Phenytoin), Arzneien gegen hohen Blutdruck (Wirkstoff: Diazoxid oder Minoxidil) sowie Antibiotika (etwa Penicillamin oder Streptomycin) auch haarwuchsfördernd wirken können.[3] Zusätzlich können auch andere Mittel gegen Entzündungen (Wirkstoff: Kortikoid) den Haarwuchs auf einzelnen Hautstellen fördern (*Hypertrichosis medicamentosa*).[4] Höchstwahrscheinlich läßt sich diese Liste noch verlängern.

Wieviele Frauenleiden durch ärztliche Verordnung von Medikamenten, also *iatrogen*, entstanden sind, bleibt hier eine Frage ohne Antwort: Genaue Zahlen dazu liegen nicht vor. Und es werden wahrscheinlich auch nicht alle Fälle erfaßt, wenn die Frauen (oder ihre ÄrztInnen) nicht auf den Gedanken kommen, ihre plötzlich vermehrt sprießenden Haare könnten etwa mit einer Arznei-Einnahme zu tun haben.

Neben den oben beschriebenen Präparaten können auch Anabolika eine stark haarwuchsfördernde Wirkung ausüben. Anabolika sind Hormonpräparate, deren Wirksubstanzen den Androgenen sehr ähnlich sind. Tausende von jungen Männern und Frauen verwenden verbotenerweise Anabolika, um ihre sportlichen Leistungen bei Wettkämpfen zu erhöhen. Sie fördern den Aufbau der Muskelmasse; ob die so aufgeputschten Muskeln dann tatsächlich auch kräftiger werden, ist nicht bewiesen. Auch Anabolika haben zahlreiche Nebenwirkungen: u. a. die nicht rückgängig zu machende Stimmbandveränderung (tiefere Stimme) und andere ›Vermännlichungserscheinungen‹ bei Frauen.[5]

Tierzüchter benutzen (verbotenerweise) Anabolika oder Hormone zur Mast, weil sie damit einen guten Fleischansatz erreichen wollen.[6] Diese Hormone und Anabolika im Fleisch können nach häufigem Verzehr ebenfalls zu »Vermännlichungserscheinungen« bei Frauen und zu »Verweiblichungserscheinungen« bei Männern führen (sie bekommen u. U. weiblich anmutende Brüste).[7]

Der letzte große Hormonskandal in der BRD ging im August 1988 durch die Medien. Zehntausende von Tieren, denen sowohl Anabolika als auch männliche Hormone gespritzt worden waren, wurden beschlagnahmt – aber leider längst nicht alle. Der Verzehr von bereits verarbeitetem Fleisch wurde hingegen in den Medien als recht harmlos dargestellt. Auch die Idee, die beschlagnahmten Tiere als Futtermittel »wiederzuverwerten«, wurde ziemlich kritiklos hingenommen.

Auf solche Weise aber erreichen uns die Wirkungen der Anabolika und Hormone, die den Tieren gespritzt wurden, erst zu einem späteren Zeitpunkt, wenn niemand mehr daran denkt. Und wir wundern uns dann, wenn sich unser Äußeres plötzlich verändert oder wir krank werden. Der Rückschluß auf den Hormonskandal, der dann ja schon Jahre zurückliegt, wird dabei oft nicht mehr gezogen.

Krankheiten und Haarwuchsveränderungen

Ein kleiner Teil der Frauen, die über verstärkten Haarwuchs klagen, muß also Medikamente und/oder medikamentenverseuchtes Fleisch auf ihrem Teller für die unerwünschte Behaarung verantwortlich machen. Ganz plötzlich auftretender neuer Körperhaarwuchs kann aber auch Hinweis auf eine Krankheit sein, z. B. auf einen Tumor an Eierstöcken oder Nebennierenrinden, da Tumore (Geschwülste) in diesem Bereich die Androgenbildung erhöhen. Leider existieren keine eindeutigen Zahlen darüber, wie häufig solche Erkrankungen tatsächlich zu Haarwuchsveränderungen führen: Manchmal hat ein Tumor diese Wirkung, manchmal aber auch nicht.

Die Literaturangaben schwanken auch hier. Der Arzneimittelinformationsdienst in Bremen schrieb mir beispielsweise dazu: »Nur selten liegt ein Tumor vor.«[1] Dr. Demisch wies bei 7 von 109 getesteten, stärker behaarten Frauen eine Krankheit als Ursache nach: viermal ein Stein-Leventhal-Syndrom, einmal ein Nebennierenrinden-Adenom, einmal ein Nebennierenrinden-Karzinom und einmal ein Hiluszelltumor.[2] Damit liegt in dieser Untersuchung der Anteil kranker Frauen unter allen, die über unerwünschte Behaarung klagten, bei knapp sieben Prozent. Der Hormonforscher Lauritzen meint hingegen, daß nur in seltenen Fällen Adenome (gutartige Drüsengeschwülste) oder gar Karzinome (Krebsgeschwülste) als Ursachen in Frage kämen: Seines Erachtens sind androgenbildende Nebennieren-Tumore rar und auch androgenbildende Tumore der Eierstöcke sehr selten, denn sie kämen in weniger als einem Prozent aller Fälle von stärkerer weiblicher Behaarung vor.[3]

Damit sich nun keine Frau mit natürlichem, also nicht krankhaftem, starken Haarwuchs unnötig Sorgen macht, möchte ich auf folgendes hinweisen: Ein symptomatischer Hirsutismus, also ein durch Krankheiten bedingter Haarwuchs bei Frauen, läßt sich leicht von dem idiopathischen (= von sich aus entstandenen) oder genetischen (= anlagebedingten) unterscheiden: Zum einen sind bei tumorbedingtem Haarwuchs die Androgenwerte im Blut immer deutlich erhöht, und zwar fast ausnahmslos bei Testosteron sogar über 200 ng/100 ml. (Ich erinnere daran, daß die »Normalwerte« von Testosteron mit 15 bis 95 ng/100 ml angegeben sind, vgl. dazu Tabelle Seite 61.) Außerdem tritt die verstärkte Behaarung oft innerhalb ziemlich kurzer Zeit auf: beim Nebennierenrinden-Krebs zum Beispiel in nur wenigen Monaten. (Bei Tumoren der Eierstöcke kann sich der Behaarungsprozeß hingegen auch über ein bis zwei Jahre erstrecken.)[4]

Weitere auffällige Begleiterscheinungen solcher Tumore sind laut Demisch[5]: plötzliche Steigerung der sexuellen Lust, Kopfhaarausfall bis zur Glatzenbildung, tiefer werdende Stimme, Größerwerden der Klitoris und das Anwachsen der Muskulatur.

Beim Stein-Leventhal-Syndrom (die Eierstöcke vergrößern sich und bilden Zysten) treten auch Zyklusstörungen auf, und die Brüste werden kleiner.[6]

Auch beim Cushing-Syndrom tritt der verstärkte Haarwuchs relativ plötzlich auf.[7] Die Patientinnen setzen Fett an, sie bekommen ein »Vollmondgesicht« und einen »Stiernakken«[8] – und eben auch oft (verstärkt) Haare an Stellen, wo früher keine oder nur wenige waren. Das Cushing-Syndrom ist übrigens auch eine typische Nebenwirkung bei längerdauernder Behandlung mit Kortison, einem Nebennierenrinden-

Hormon, das z. B. vielfach bei Entzündungen oder Asthma eingesetzt wird.

Auch sogenannte *Porphyrien* können ursächlich verantwortlich für die stärker werdende Behaarung sein. Die Substanz Porphyrin ist ein biologisch wichtiges, eisen- oder magnesiumfreies Abbauprodukt der Blutfarbstoffe. Bei einer Porphyrie werden diese Stoffe vermehrt gebildet und im Urin ausgeschieden.[9]

Auch Magersucht *(Anorexia nervosa)* und verschiedene neurologische Erkrankungen werden in der medizinischen Literatur als mögliche Ursachen verstärkter weiblicher Behaarung beschrieben. Hier nähern wir uns meiner Meinung nach aber ganz deutlich dem psychosomatischen Bereich, in dem sich zeigt, wie durch seelisches Befinden körperliche Veränderungen hervorgerufen werden können (siehe dazu auch ab Seite 73).

Ebenso wie beim symptomatischen Hirsutismus kann ganz plötzliches ungehemmtes Wachstum isolierter Haarbüschel oder der sonst unsichtbaren Lanugohaare, der Augenbrauen, Wimpern und Schamhaare *(Hypertrichosis lanuginosa / terminalis acquista)* auf Unterleibskrebs hinweisen (siehe Seite 55). Jedoch ist auch ein solcher Haarwuchs mit anderen körperlichen Veränderungen kombiniert. Das Wachstum von Haarbüscheln in der Jochbeingegend ist zum Beispiel mit Blasenbildung auf der Haut *(Porphyria cutanea tarda)* verbunden (von dieser Erkrankung sind allerdings vorwiegend 40 bis 60-jährige Männer betroffen)[10].

Zusammenfassend möchte ich noch einmal betonen: Der Prozentsatz der stärker behaarten Frauen, bei denen der Haarwuchs auf eine Krankheit hinweist, ist sehr gering. Selbstverständlich muß aber in gründlichen ärztlichen Untersuchungen überprüft werden, ob eine solche Erkrankung vorliegt. Ist das nicht der Fall, und können auch weder die Antibabypille noch andere Medikamente als Auslöser der

stärkeren Behaarung dingfest gemacht werden, kann die Betroffene beruhigt sein: Krank ist sie jedenfalls nicht! Die meisten Frauen, die über unerwünschte Behaarung klagen, haben
wohl auch gar nicht das Gefühl, im medizinischen Sinne
krank zu sein. Allenfalls sind sie von der allgemeinen Hor-
mon-Propaganda verunsichert (»Habe ich etwa zuviel männliche Hormone?«) und finden ihre Haare an Armen, Beinen,
im Gesicht oder Rumpf lästig, unschön und kosmetisch störend.

Ich finde es beruhigend zu wissen: Mein Gefühl, gesund zu sein, trügt mich nicht. Ich kann auf mich und auf
meine Wahrnehmung von mir selbst vertrauen. Darin sollte
sich keine Frau beirren lassen. Vor allem nicht die 90 bis 95
Prozent aller von stärkerem Haarwuchs Betroffenen, die organisch völlig gesund sind.

Einfluß der Wechseljahre und des Alters

In zahlreichen persönlichen Gesprächen erklärten mir immer
wieder Frauen und Männer, daß ihnen vollkommen geläufig
sei, daß ältere Frauen einen Bart haben. Schelle schrieb schon
1797: »Es ist allgemein bekannt, daß man bey mehreren unter
ihnen, wenn sie ein gewisses Alter erreicht haben, Haare be-
merkt, die an Stärke, Farbe und selbst an Größe denen der
Männer gleichen.«[1]

Der Bartwuchs älterer Frauen ist also offenbar nicht
nur bekannter, sondern wird auch gesellschaftlich mehr ak-
zeptiert. Das Ideal der glatten, haarlosen Haut ist für ältere
Frauen nicht mehr ganz so stark ausgeprägt wie für jüngere:
Schließlich steht ja auch ihre (sexuelle) Attraktivität nicht
mehr so zur Debatte. Für die älter werdenden Frauen ist das
allerdings eine sehr zweischneidige Angelegenheit: Sie fühlen
sich meist keineswegs frei von dem Druck, schön sein zu müs-

sen. Auch ältere Frauen haben deshalb Probleme mit Bart und Haaren und entfernen sie meistens, zumal auch sie in Medien und Arztpraxen immer wieder auf die vielen Möglichkeiten der Haarentfernung aufmerksam gemacht werden oder auch ihnen zu der sehr umstrittenen Hormonbehandlung geraten wird.

Die Wechseljahre (auch Klimakterium genannt) verdienen im Zusammenhang mit dem Thema dieses Buches besondere Beachtung: In dieser Zeit nämlich stellen sehr viele Frauen Veränderungen ihres Haarwuchses und/oder ihres Behaarungsmusters an sich fest. Manche klagen über verstärkten Kopfhaarausfall oder stellen beginnende »Geheimratsekken«, gelegentlich auch kreisrunden Haarausfall am Hinterkopf (»Altersglatze«) fest. Dieselben Frauen – aber auch andere ohne diese Probleme – bemerken, daß ihnen verstärkt Haare am Kinn, an der Oberlippe oder an und um Leberflecken wachsen. Für diese Veränderungen werden die hormonellen Umstellungen im Körper der Frau verantwortlich gemacht, die das Ende ihrer Gebärfähigkeit bedeuten: Die Eierstöcke produzieren immer weniger Östrogene (wenn sie auch, wie heute bekannt ist, nie ganz damit aufhören)[2]. Im Vergleich dazu bekommen die Androgene, die in ihrem Blut kreisen, nun ein relatives Übergewicht. Ob dies Übergewicht der Androgene wirklich für den stärkerwerdenden Haarwuchs im Gesicht einer älteren Frau verantwortlich ist, ist noch nicht bewiesen.

Frauen haben in den Wechseljahren (vor allem in unseren Breiten) zahlreiche Probleme zu bewältigen, vor denen Männer nicht oder nicht so stehen. Auf all diese Schwierigkeiten im einzelnen einzugehen, würde den Rahmen dieses Buches bei weitem sprengen. Ich verweise daher auf wichtige Literatur zu diesem Thema (siehe Anhang ab Seite 112).

Für die meisten Frauen im Wechsel, denen Hormontherapien offeriert werden, ist eine verstärkte Gesichtsbehaarung nicht das vorrangige Problem. Sie klagen vor allem über Begleiterscheinungen wie Hitzewallungen, Schlaflosigkeit, Depressionen und zu trockene Scheide.

Was die Veränderungen des Haarwuchses und / oder Behaarungsmusters älterer Frauen angeht, sind folgende Feststellungen zu treffen: Das Hauptproblem scheint einmal der bereits beschriebene Haar*ausfall* und daneben die *stärkere Gesichtsbehaarung* zu sein.

In der Literatur konnte ich keine Angaben zu verstärkt auftretendem Haarwuchs an Armen und Beinen, an den Brüsten oder am Rücken finden: Offenbar treten diese Phänomene bei Frauen in höherem Alter nicht auf. Die Schambehaarung nimmt im Laufe der Jahre sowohl bei Frauen als auch bei Männern ab. Ich konnte auch keine Angaben dazu finden, ob etwa Frauen, die sich in jüngeren Jahren als stark behaart empfanden, in oder nach den Wechseljahren weniger – oder gar noch mehr – Körperhaare an sich feststellen. Das gesamte Thema scheint wissenschaftlich noch unzureichend erforscht. Die Feststellung, daß Androgene – bzw. das Verhältnis Östrogene / Androgene – tatsächlich den Haarwuchs im Gesicht oder am Körper einer älteren Frau beeinflussen, muß solange dahingestellt bleiben, bis sie eindeutig wissenschaftlich bewiesen ist. Bloße Vermutungen solcher Zusammenhänge reichen dafür nicht aus. Tatsache ist, daß zum Beispiel die eine Frau mit bestimmten Hormonwerten am ganzen Körper stark behaart ist, während die andere mit exakt den gleichen Werten bis an ihr Lebensende unbehaart bleibt.

Psychosomatische Erkenntnisse

Es ist inzwischen hinlänglich bekannt, daß Krankheiten und körperliche Veränderungen seelische Ursachen haben können. Daher ist es interessant, die Frage zu stellen, ob auch

Bartwuchs oder die stärkere Körperbehaarung bei Frauen durch seelische Veränderungen oder bestimmte Einstellungen beeinflußt wird. Die psychosomatische Medizin beschäftigt sich mit diesen Zusammenhängen von Körper und Seele und fragt nach den seelischen Gründen von körperlichen Veränderungen, Störungen und Krankheiten.

Bislang gibt es in der medizinischen Literatur noch relativ wenige Hinweise darauf, daß und wie sich Behaarungsmuster und / oder Haarwuchs bei Frauen unter bestimmten seelischen Streßsituationen verändern können. Ich glaube jedoch, daß das gar nicht so selten vorkommt. Persönliche Gespräche mit stärker behaarten oder bärtigen Frauen bestätigten mir diese These. Einige Frauen erzählten mir, daß ihr Bartwuchs gleichzeitig mit heftigem Liebeskummer entstanden oder ganz plötzlich nach einer einschneidenden Lebensveränderung aufgetreten sei.

Auf jeden Fall gilt umgekehrt: Die Seele bleibt nicht unberührt, wenn eine Frau stärkere Gesichtsbehaarung hat. Manche Frauen assoziierten mit ihrem Bärtchen, daß sie damit etwas ganz Besonderes seien – ein Gefühl, das ihnen Kraft gab. Für wieder andere war der Widerwille vor dem Bart so groß, daß sich die Frage aufwirft, ob ihr Bärtchen nicht vielleicht sogar Ausdruck für ihre Abneigung gegen Bärte im allgemeinen sein könnte: als bräuchten sie die »hautnahe« Auseinandersetzung mit diesem Thema.

Mir selbst half eine Trance-Arbeit herauszufinden, welche Bedeutung der Bart für mich hat: Lange Zeit hatte ich mit meinem ausgezupften Bärtchen etwas für mich ganz allein; es war mein Geheimnis. Mir wurde auch klar, daß ich mir mit dem Bärtchen etwas zugelegt hatte, womit ich mir sozusagen erlaubte, als Mädchen Dinge zu tun, die ein Junge problemlos tun darf. Als junge Heranwachsende habe ich nämlich meinen um zwei Jahre älteren Bruder oft um Dinge beneidet, die mir verboten waren, nur weil ich ein Mädchen war.

Bislang setzen sich nur wenige Veröffentlichungen mit der Frage nach psychosomatischen Zusammenhängen bei weiblichem Bartwuchs oder stärkerer Behaarung auseinander. Für die meisten AutorInnen stehen Fragen nach Hormonen und der Funktionsfähigkeit der Drüsen im Vordergrund. Und wenn doch einmal von psychologischen oder psychosozialen Aspekten die Rede ist, wird vor allem das »Einfügen in die weibliche Rolle« thematisiert.

Dr. Elvira Lux[1] und Dr. Adolf-Ernst Meyer[2] stellen in ihren Veröffentlichungen bei bärtigen Frauen »Unsicherheiten in der Geschlechtsrolle« bzw. eine »gestörte Geschlechtsidentität« und die »Ablehnung der weiblichen Rolle« fest und begründen so einen Zusammenhang mit der Behaarung. Die gesellschaftlich festgelegte stereotype weibliche Rolle wird von ihnen nicht weiter hinterfragt. Meyer schrieb sie in seiner Untersuchung sogar fest und prüfte die Einstellung der betroffenen Frauen zu vier spezifisch »weiblichen« Rollenverhalten: 1. Die weibliche Selbstdarstellungsrolle; 2. die Hausfrauenrolle; 3. die Mutterrolle und 4. die weibliche Sexualpartnerrolle. Er stellte den 15 bis 20 Frauen der Untersuchungsgruppe u. a. die Frage, ob sie Hausarbeit gerne erledigten, und beurteilte die verneinende Antwort als Ablehnung der Geschlechtsrolle. Bei der Besprechung der Falldarstellungen kam Meyer zu dem Schluß, daß z. B. die Übernahme der Hausfrauenrolle als weibliche Geschlechtsrolle bei stärker behaarten Frauen deutlich beeinträchtigt sei. (Diese Studie stammt allerdings aus dem Jahre 1963 – also einer Zeit, die hinsichtlich der Frauenfrage noch sehr konservativ war.)

Lux befragte in ihrer 1983 durchgeführten Studie 52 Frauen mit Hirsutismus. Das spontane Ja von 33 Frauen auf die Frage: »Würden Sie lieber ein Mann sein, wenn Sie Ihr Geschlecht wechseln könnten?« bewertet sie als Unsicherheit der Geschlechterrolle, ohne nach dem Warum zu fragen. Immerhin bleibt für sie aber letztendlich die Frage offen, ob die Unsicherheit der Patientinnen bezüglich ihrer weiblichen Rolle die *Ursache* oder ein *Symptom* der stärkeren Behaarung sei.

Dr. K. K. Madert[3] bezweifelt in seinem Beitrag aus dem Jahr 1980 die Repräsentativität der Untersuchung von Meyer, weil sich dessen Ergebnisse auf nur 15 bis 20 Frauen stützen. Die konservative Grundhaltung der damals immerhin schon 17 Jahre alten Studie wird von ihm jedoch nicht kritisch betrachtet. Madert selbst untersuchte bei 42 gesunden, stärker behaarten Frauen den psychosomatischen Aspekt. Er kommt zu dem Ergebnis, daß bärtige und stärker behaarte Frauen keinerlei spezifische Persönlichkeitsmerkale aufweisen, und rät auch von einer weiteren medikamentösen Behandlung ab.

Dr. Johannes Bitzer[4] faßt in seiner 1988 veröffentlichten Untersuchung an 40 Frauen dagegen zusammen, daß sich bei stärker behaarten Frauen relativ häufig »auffällige psychosoziale Befunde« zeigen – und das, obgleich ihm bei 15 der untersuchten Frauen keine ›spezifischen Merkmale‹ auffielen. Immerhin kommt er aber zu dem Schluß, daß die stärkere Behaarung besonders in Schwellensituationen wie der Pubertät oder vor den Wechseljahren ein Sympton für sehr viel tiefergehende Probleme – er nennt es »Beunruhigungen« – der Patientinnen sein könne.

Bei einigen der untersuchten Frauen konnte er einen Zusammenhang zwischen der Behaarung, seelischen Störungen oder belastenden Lebenssituationen und einem deutlichen Schwanken des Androgenspiegels mit nachfolgend verstärkter Behaarung finden. Er spricht von einem »Teufelskreis«, der die Frauen doppelt belaste, und unterstreicht die Notwendigkeit, in Diagnostik und Therapie von stärker behaarten Frauen unbedingt auch psychosomatische Ansätze miteinzubeziehen.

Anders als bei rein schulmedizinischen Maßnahmen sind bei einem psychosomatischen Ansatz Gespräche als Therapie sehr wichtig: über das eigene Erleben der Behaarung, über das Körpererleben, über Sexualität, Partnerschaft und soziale Kontakte. Im Vordergrund steht hier also nicht die medikamentöse Behandlung (mit Antiandrogenen), sondern das tiefenpsychologisch geführte Gespräch. (Trotz des psychosomatischen Ansatzes wurden die Frauen in allen Untersuchungen jedoch auch mit Antiandrogenen behandelt.)

Bitzer setzt in seiner Untersuchung insofern richtungsweisende Akzente, als er die Frauen zumindest auch nach seelischen Störungen und Ängsten, nach gestörtem Körpererleben, der Verminderung sozialer Kontakte, Störungen des sexuellen Erlebens, nach Ängsten in Bezug auf ihre Geschlechtsidentität, Angst vor Unfruchtbarkeit und Angst vor bösartigen Erkrankungen fragt. Allerdings: Alle diese Fragen zielen ausschließlich ins Negative. Fragen nach positiven Aspekten der stärkeren Behaarung – die ja grundsätzlich denkbar sind – unterbleiben völlig.

Ich bin sicher, daß eine Untersuchung, in der betroffenen Frauen auch positiv formulierte Fragen nach der Bedeutung ihres Haarwuchses gestellt würden, ganz andere Ergebnisse erbringen würde. So könnte zum Beispiel nachgefragt werden, ob der Damenbart, die Beinbehaarung oder die Härchen um die Brustwarzen zu positiven Erlebnissen führten, ob das Selbstwertgefühl dadurch auch gestärkt wird (»etwas Besonderes sein/haben«), ob Barthaare auch mit Kraft und Stärke oder Freiheit assoziiert werden. Höchstwahrscheinlich würde eine solche Vorgehensweise und die sich daraus entwickelnden Ergebnisse den betroffenen Frauen auch eher Mut machen, anders mit ihrer stärkeren Behaarung umzugehen: nämlich das mögliche Positive daran zu erkennen.

III Behandlungen der »übermäßigen« Behaarung

6 Hormontherapien, ihre Wirkungen und Nebenwirkungen

Obgleich die meisten stärker behaarten Frauen, nämlich 90 bis 95 Prozent, keinerlei Hormonstörungen aufweisen, wird ihnen dennoch von vielen ÄrztInnen neben der kosmetischen Haarentfernung zu einer Hormonbehandlung, vor allem mit Antiandrogenen, geraten.

In den letzten 30 Jahren wurde mit unterschiedlichsten Präparaten, die den stärkeren Haarwuchs bei Frauen vermindern helfen sollten, experimentiert. Doch der Effekt der verschiedenen Ein- und Zweiphasenpräparate auf die Behaarung oder auch andere vermeintlich androgenbedingte Veränderungen wie z.B. Akne, vermehrte Talgdrüsenabsonderung, Haarausfall, Zyklusstörungen war uneinheitlich und meist unbefriedigend.[1] Erst die Entwicklung von Antiandrogenen eröffnete – scheinbar – neue Möglichkeiten.

Ganz allgemein versteht man unter Antiandrogenen Substanzen, welche die Wirkungen natürlicher und synthetischer »männlicher« Sexualhormone, der Androgene, in irgendeiner Weise aufzuheben oder zu hemmen vermögen. Prinzipiell beeinflussen Antiandrogene dabei alle Organe und Organsysteme, in denen Androgene eine Wirkung ausüben, also nicht nur den Haarwuchs. Dosisabhängig treten deshalb während einer Behandlung mit Antiandrogenen unterschiedlich schwere Funktionsstörungen einzelner Organe auf: von Leber, Nieren, Muskulatur, Lunge, Gehirn, Nebenhoden und den Genitalorganen.[2] Zusätzlich wird die Androgenwirkung auf die Haarfollikel blockiert oder gehemmt.[3]

Werden von außen Hormone zugeführt, um die Wirkung bestimmter Hormone anzuregen oder – im Fall der

Antiandrogene – zu blockieren, dann wird das gesamte hormonelle Gleichgewicht gestört. Alle Sexualhormone sind nämlich in einen Regelkreis eingeordnet. Die Menge eines bestimmten Hormons im Körper beeinflußt immer auch die Menge anderer Hormone. Im gesunden Körper besteht ein feinabgestimmtes Gleichgewicht. Man bezeichnet die Hormone deshalb auch als »Lebensregler« oder spricht von der »harmonischen Symphonie der Hormone«.[4]

Eines darf bei der gesamten Hormondiskussion nicht außer Acht gelassen werden: Hormone kreisen in winzigsten Mengen im Körper; sie sind einzeln weder mit bloßem Auge noch unter dem Mikroskop sichtbar. Ihr Vorhandensein kann nur mit sehr komplizierten Meßmethoden festgestellt werden, und viele ihrer Aufgaben und Wirkungen im Körper sind noch unerforscht. Mit jeder künstlichen Hormonzufuhr wird in das feinabgestimmte hormonelle Regelsystem eingegriffen – mag die Hormondosis im einzelnen Präparat auch noch so gering sein.

Die Erforschung der Antiandrogene ist noch relativ neu. »Obwohl schon vor 40 Jahren von Antiandrogenen gesprochen wurde, haben diese Substanzen bis Anfang der 60er Jahre keine größere experimentelle oder klinische Bedeutung erlangt. (…) 1962 entdeckten Neumann und seine Mitarbeiter zufällig, daß ein starkes Gestagen, das von Wiechert ein Jahr zuvor in den Schering Laboratorien synthetisiert worden war, auch starke antiandrogene Wirkungen hat«[5], schrieb der Sexualwissenschaftler Sigusch 1979. Dieses Gestagen hat die chemische Bezeichnung Cyproteronazetat.

Cyproteronazetat ist die stärkste gegen Androgene gerichtete Substanz, die bisher bekannt ist. Wie alle Antiandrogene ist es kein in der Natur vorkommendes Hormon, sondern muß synthetisch hergestellt werden.[6] Ursprünglich erhoffte man sich von dem neuen Präparat eine gute Wirkung bei drohender Fehlgeburt[7], stellte dann aber fest, daß es bei männlichen Embryos sehr unerwünschte Verweiblichungserscheinungen hervorrief.

Als erstes wurde und wird Cyproteronazetat in der Therapie von männlichen Triebtätern eingesetzt: Es soll den übersteigerten Sexualtrieb, die »Hypersexualität« dieser Männer bremsen.[8] Sein Vorteil: »Es wirkt im Sinne einer chemischen Kastrierung, die aber jederzeit wieder rückgängig zu machen ist.«[9] Zudem wird das Präparat als Therapiehilfe bei der Geschlechtsumwandlung von transsexuellen Männern, die sich als Frau empfinden, eingesetzt.[10] Diese Beispiele machen sehr deutlich, welch starke Auswirkungen dieses Mittel auf den Körper hat.

Die Behandlung von Frauen und Mädchen mit Antiandrogenen reicht heute von der Vorpubertät bis nach den Wechseljahren. Mit einer solchen Therapie sollen Frühreife, Hochwuchs von Mädchen, Akne, vermehrte Talgdrüsenabsonderung, Haarausfall, ein gestörter Menstruationszyklus, Störungen der Fruchtbarkeit, Beschwerden in den Wechseljahren und nicht zuletzt die stärkere Behaarung beeinflußt werden.[11]

Seit 1973 ist das Antiandrogen Cyproteronazetat als Androcur in Tablettenform im Handel. Es ist sehr hochdosiert: 50 Milligramm des Wirkstoffs pro Tablette. Als weitere Neuheit kam am 1.2.1978 Diane auf den Markt, das neben Cyproteronazetat auch ein Östrogen (Ethinylestradiol) enthält.[12] Die Antiandrogendosis pro Tablette beträgt »nur« 2 Milligramm. Diane unterdrückt wie jede Antibabypille den Eisprung und ist daher gleichzeitig ein empfängnisverhütendes Mittel, Androcur hingegen nicht. Damit bei Frauen im Gebäralter ein absolut sicherer ovulationshemmender Effekt erzielt wird, »der zur Verhinderung einer möglichen Feminisierung männlicher Embryonen durch das Antiandrogen unbedingt erforderlich ist«[13], wird daher jede Androcur-Behandlung durch eine Antibabypille oder Diane ergänzt.

Zur Zeit ist die Therapie mit Cyproteronazetat plus

Ethinylestradiol die am häufigsten angewendete medikamentöse Behandlung stärker behaarter Frauen. »Je nach Ausprägung und Schwere wird zu den nur schwach antiandrogen wirkenden Ovulationshemmern, Diane – 35, Gestamestrol, Eunomin 21 oder Neo-Eunomin, vom 5. bis 14. Zyklustag Androcur in der Dosierung von 50 – 100 mg pro Tag verabreicht.«[14]

Falls eine Frau während der Einnahme dennoch schwanger wird, raten die MedizinerInnen wegen der möglichen gesundheitlichen Schädigung des Embryos unbedingt zum Abbruch der Schwangerschaft.

Jede Antiandrogen-Behandlung hat also immense Wirkungen und Nebenwirkungen, die dennoch von vielen Forschenden und ÄrztInnen allzusehr verharmlost werden. Die Rote Liste, das offizielle Verzeichnis aller Arzneimittel auf dem bundesdeutschen Markt, nennt folgende mögliche Nebenwirkungen von Cyproteronazetat[15]:

Störungen des Reaktionsvermögens, Müdigkeit, Antriebsminderung, depressive Verstimmungen, Veränderungen des Körpergewichts (Steigerung oder Abnahme), Libidoverlust, Hörstörungen, Juckreiz, Leberentzündung, Zunahme epileptischer Anfälle, Schwellung und Schmerzempfindlichkeit der Brüste, bei Kindern und jungen Mädchen auch Beeinträchtigung der Nebennierenrindenfunktion. Außerdem wird vor einem erhöhten Thromboserisiko gewarnt. Die am häufigsten beobachteten Nebenwirkungen sind Antriebsschwäche, Müdigkeit, Libidoverlust, Blutungsstörungen, Gewichtszunahme, Kopfschmerzen / Migräne und depressive Verstimmungen.[16]

Die psychischen Veränderungen durch Cyproteronacetat sind bisher höchst unzulänglich erfaßt worden. Antiandrogene mit Östrogenen kombiniert können grundsätzlich alle Risiken bergen, die von der Antibabypille her bekannt sind: von Übelkeit und Migräne bis hin zu schweren Venenleiden, Herz- und Hirninfarkt.

Die Begleitwirkungen sind natürlich abhängig von der Behandlungsdauer und von der eingenommenen Dosis. Mit der Erhöhung der Dosis nehmen auch die Nebenwirkungen zu. Taubert warnt daher[17]: Bei leichteren Fällen von Hirsutismus solle man künftig dem Kombinationspräparat Diane den Vorzug geben, da die Belastung des Organismus geringer sei als bei der Therapie mit Androcur.

Auf keinen Fall durchgeführt werden sollte eine Antiandrogen-Behandlung bei: Leberfunktionsstörungen, thromboseartigen Prozessen, Brust- oder Gebärmutterkrebs, Fettstoffwechselstörungen, Krampfadern oder Venenknoten.[18] Lauritzen weist zusätzlich darauf hin, daß man mit hohen Dosen von Gestagenen und Antiandrogenen zurückhaltend sein sollte, falls die betroffenen Frauen unter depressiven Verstimmungen leiden.[19]

Erstmaliges Auftreten migräneartiger oder häufigeres Auftreten ungewohnt starker Kopfschmerzen sind Gründe für das sofortige Absetzen von Diane wie Androcur, ebenso akute Seh- und Hörstörungen, erste Anzeichen von Venenentzündungen oder thromboseartige Erscheinungen sowie längere Bettlägerigkeit (z. B. nach Unfällen), Auftreten von Gelbsucht, stärkerer Blutdruckanstieg. Auch bei Schwangerschaftswunsch und geplanten Operationen müssen die Mittel abgesetzt werden.

Sigusch weist ausdrücklich auf die Notwendigkeit von Kontrolluntersuchungen bei einer Langzeitbehandlung hin, damit zu schwerwiegende Wirkungen von Cyproteronacetat auf den Organismus rechtzeitig erkannt werden können. »Die Funktionen von Leber und Nebennierenrinde sollten überwacht werden, weil Beeinträchtigungen bisher nicht mit Sicherheit ausgeschlossen werden können. (...) Bei Diabetikern [und wohl auch Diabetikerinnen, Anm. d. Verf.] muß der Kohlenhydratstoffwechsel besonders sorgfältig kontrolliert werden, weil gelegentlich Blutzuckeranstiege beobachtet worden sind. (...) Weil sich gelegentlich unter einer langfristigen Behandlung der Hämoglobingehalt vermindert, sollte das rote Blutbild überwacht werden.«[20]

Nach der Auflistung der möglichen Nebenwirkungen und Gegenanzeigen erscheint es unglaublich, daß einige Ärzte selbst bei der hochdosierten Therapie mit Androcur von »relativ« wenig unerwünschten Nebenwirkungen sprechen. Taubert zum Beispiel begründet diese Aussage mit Prozentangaben: Ca. 20 Prozent der Patientinnen klagten über Müdigkeit, ca. 10 Prozent über Gewichtszunahme, Verminderung der Libido, Schwellung und Schmerzhaftigkeit der Brüste vor der Menstruation und Übelkeit. Die Zahl der Blutungsstörungen benennt er mit 4,5 Prozent als »gering«. Auch die Tatsache, daß 4,5 % der Betroffenen die Behandlung aufgrund von Nebenwirkungen abgebrochen haben, bewertet er als geringfügig.[21]

Manche ÄrztInnen stellen ganz allgemein fest, daß sich der Umfang der beobachteten Nebenwirkungen mit denen nach Einnahme der Antibabypille vergleichen ließe und rechtfertigen die Behandlung damit.[22] Sozusagen nach dem Motto: So viele Frauen schlucken ohnehin über Jahre und Jahrzehnte die Pille, sind also offensichtlich bereit, ihre Nebenwirkung in Kauf zu nehmen...

Und die Verschreibung dieser »Hormonbomben« ist keineswegs auf besonders schwere Fälle starker Behaarung beschränkt. Diane z. B. wird vorwiegend zur Therapie der Akne und Seborrhoe (gesteigerte Absonderung der Talgdrüsen) und beim leichten Hirsutismus eingesetzt. Ja, es gilt geradezu als gewöhnliche Antibabypille: »Der Anteil von Diane am gesamten Markt oraler Kontrazeptiva in Deutschland liegt bei ca. 8,6 %, d. h. pro Jahr dürften etwa 350 000 bis 700 000 Frauen im gebärfähigen Alter mit Diane behandelt werden.«[23] Und das in einer Zeit, in der sich die Hersteller von Antibabypillen um immer geringere Gestagen-Dosierung, immer »bes-

ser verträgliche« Gestagene bemühen – eben weil Frauen die
damit verbundenen Risiken nicht mehr hinzunehmen bereit
waren und sich die sogenannte »Pillenmüdigkeit« breit-
machte... Antiandrogene, die im Vergleich dazu wahrhaft
»schwere Geschütze« sind, mit den üblichen hormonellen
Empfängnisverhütungsmitteln in eine Reihe zu stellen, ist daher eine besonders krasse Verharmlosung.

Die medikamentöse Behandlung unerwünschter Behaarung bei hormonell gesunden Frauen ist also nicht nur
problematisch, sie ist gefährlich. Für manche WissenschaftlerInnen kommt die bloße Verabreichung solcher Medikamente einem Kunstfehler gleich.[24] Sigusch z. B. schreibt wenigstens: »Immer aber handelt es sich bei der Antiandrogen-
Therapie um das letzte Mittel, um die Ultima ratio, um eine
Notfalltherapie. Antiandrogene – das heißt schwere medizinische Gewalt.« Nur wegen ein paar Haaren im Gesicht oder
am Körper einer Frau eine »medizinische Waffe schwersten
Kalibers« einzusetzen, heißt, mit Kanonen auf Spatzen zu
schießen.

Da die Frauen aber oft so sehr unter ihrem Haarwuchs
leiden, wird ihnen von ärztlicher Seite meist doch dazu geraten. Und das, obgleich auch Erfolg und Wirkung der Antian-
drogenbehandlung sehr zweifelhaft sind. Denn nur eine
langandauernde, oft über Jahre, wenn nicht lebenslänglich
durchgeführte Behandlung bringt die lästigen Haare – möglicherweise – zum Verschwinden.

Nach Absetzen dieser Substanzen tritt der Haarwuchs
in den meisten Fällen wieder auf.[25] Außerdem läßt sich nicht
vorhersagen, ob die antiandrogene Therapie den Haarwuchs
wirklich beeinflussen wird. Es handelt sich also genaugenom-
men stets nur um einen Behandlungs*versuch*, der wegen des
langen Wachstumszyklus der Haare über wenigstens 9 bis 12
Monate durchgeführt werden muß, bevor erste Veränderungen überhaupt sichtbar werden können. Manchmal wirkt das

Antiandrogen auch nur auf die Haare eines Körperteils. Und manchmal erleben Frauen nach dem Absetzen der Behandlung sogar eine Verschlechterung: Ihre Haare wachsen noch stärker als vorher.[26]

Dauererfolge einer Antiandrogentherapie sind selten. »Nur in etwa 10 bis 25 % der Fälle verstärkt sich der Hirsutismus nach Absetzen der Behandlung nicht erneut. Diese geringe Dauerheilungsquote ist ein zweifelloser Nachteil der Behandlung«, gibt sogar Lauritzen zu (als Hormonspezialist sonst durchaus Hormonbehandlungen nicht abgeneigt).[27]

Auch die Behandlungsversuche von Hirsutismus mit anderen Präparaten, z. B. dem starken Entwässerungsmittel Spironolacton, dem Magentherapeutikum Cimetidin oder auch dem Gestagen Medroxyprogesteronazetat wird in der Literatur als wenig erfolgreich und sehr widersprüchlich beschrieben. Während einige Forschende und ÄrztInnen den betroffenen Frauen teilweise auch mit diesen möglichen Erfolg versprechen[28], warnen andere mit Recht davor, daß über den Einsatz dieser Präparate noch keine größeren Erfahrungen vorliegen.[29]

An dieser Stelle möchte ich noch einmal betonen, daß die Hormontherapie mit Antiandrogenen im Prinzip eine lebenslange Einnahme voraussetzt (es sei denn, die Frau überlegt sich das alles anders) und außerdem von sehr zweifelhaftem Erfolg ist. Wird sie abgesetzt, erscheinen nach ein paar Monaten die Härchen auf Oberlippe oder Kinn, Brüsten oder Beinen in ihrer ursprünglichen Ausprägung wieder, manchmal sogar stärker als vorher. Außerdem kommt noch hinzu: Die Betroffene hat ja trotz der massiven Behandlung weiterhin Haar-Probleme und muß nach wie vor zusätzlich zu Haarentfernungsmitteln greifen, wenn sie unbehaarte Haut zeigen will. Sie enthaart sich also zumeist fleißig weiter – und fühlt sich obendrein noch schlecht.

Leider existieren keine exakten Angaben darüber, wie

viele Frauen bisher ausschließlich wegen ihrer unerwünschten
Behaarung hormonell behandelt wurden bzw. werden. Und
auch darüber, wieviel Frauen eine solche Therapie abgebrochen haben, ist wenig bekannt. »Solche Angaben werden nur
während der Phase der klinischen Erprobung neuer Medikamente registriert (…) Entsprechend kann man auch keine Angaben darüber machen, wie viele Frauen eine solche Hormontherapie abbrechen«, schrieb mir dazu ein bekannter
Dermatologe. »Nach eigenen Erfahrungen sind dies in der
Frühphase der Behandlung nur sehr wenige, wofür Nebenwirkungen, aber auch Kinderwunsch maßgeblich sein können. Längerfristig ist die Erfolglosigkeit der Therapie der
häufigste Grund zum Therapieabbruch, aber auch bei erfolg-
reicher Behandlung kann Kinderwunsch, eine nicht näher
definierbare Abneigung, weiterhin Hormone einzunehmen,
verzögertes Auftreten von Nebenwirkungen, bevorstehende
Menopause, ärztliche Hinweise, daß dauernde Hormonein-
nahme vielleicht nicht günstig sei, oder einfach die Tatsache,
daß die Frauen das Überhaarungsproblem nicht mehr als so
gravierend empfinden, zum Therapieabbruch Anlaß geben.«[30]

Glücklicherweise machen sich einige wenige ÄrztInnen
und ForscherInnen über diese hormonelle Behandlung und
ihre Nebenwirkungen auch frauenfreundlichere Gedanken.
Die folgenden Zitate sollen sie zusammenfassen: »Unter
Berücksichtigung der Schwere des Eingriffs in den Hormonhaushalt durch Cyproteronacetat und des häufigen Wieder-
auftretens des Hirsutismus nach Behandlungsende sehen wir
daher Cyproteronacetat zur Behandlung des nichtsymptomatischen Hirsutismus als ungeeignet an«, schreiben einige Autoren.[31] Andere betonen, die Behandlung sei »kostspielig und
lebenslang. Es erscheint deshalb wichtig, auch die psychologische Betreuung der Patientinnen nicht außer Acht zu lassen
und den Frauen klarzumachen, daß es sich bei dem viel häufi-

geren idiopathischen Hirsutismus nur um eine extreme Variante und nicht um eine Krankheit handelt.«[32] Und ein Arzt meint sogar: »Falls der Arzt durch sachliche und einfühlende Beratung die Mehrzahl der vermeintlich hirsuten Frauen davon überzeugen kann, daß eine eingreifende Hormonbehandlung überhaupt nicht notwendig ist, so hat er zweifellos den größeren Beitrag zur Therapie des Hirsutismus geleistet.«[33]

Dem kann ich uneingeschränkt zustimmen.

7 Das Haar-Entfernen

Enthaarungsmittel

»Mit dem Haarentfernen ist es so eine Sache. Man kann viele Vorurteile und die unterschiedlichsten Ansichten darüber hören: Die einen finden Haarentfernen überflüssig, weil man's angeblich ja doch nicht sieht. Manche tun es nur dann und wann, wenn's besondere Anlässe gibt. Doch für jede 5. Frau in der Bundesrepublik ist es eine Selbstverständlichkeit wie die tägliche Körperpflege. Weil zarte, glatte Haut ohne störende Härchen ästhetischer und gepflegter aussieht, einfach jeden Tag. Die Frage also, ob oder ob nicht, ist im Grunde keine Frage. Aber das Wie.«[1] Dies behauptete die Firma Braun 1973 in ihrer Werbung und brachte damit sicherlich die Ansichten vieler Frauen auf den Punkt.

Die Frage, warum ein Frauenbart oder Körperhaare überhaupt entfernt werden sollen, stellen tatsächlich nur wenige. Selbst Autoren, die vor den Gefahren falscher Kosmetika warnen, sehen eigentlich kein Problem darin: »Wozu sich ärgern? Der Flaum wächst, man entfernt ihn.«[2]

Wie viele Frauen bei uns tatsächlich Haare entfernen oder entfernen lassen, weiß niemand genau. Für Frankreich existiert eine Umfrage: Dort enthaart sich jede zweite Frau.[3] Dabei kam auch heraus, daß seit 1965 der Prozentsatz der Frauen zwischen 15 und 19 Jahren, die ihre Haare entfernen, von 26 Prozent auf 64 Prozent angestiegen ist. 82 Prozent von ihnen enthaaren sich das ganze Jahr hindurch. Nur 18 Prozent profitieren vom Winter als Zeit, in der sie ihre Härchen unter ihrer Kleidung verstecken können.

In Kosmetikinstituten lassen sich dieser Umfrage zufolge 12 Prozent enthaaren. Und: Es geht mehr und mehr darum, den ganzen Körper zu enthaaren. Nach persönlicher Auskunft verschiedener Kosmetikinstitute in der BRD läßt sich jede zweite oder dritte Besucherin eines Kosmetikinstitutes Haare entfernen.

Alles nur Mögliche wird auf dem Markt angeboten und von behaarten Frauen ausprobiert, ungeachtet der Tatsache, daß manche Methoden recht gesundheitsschädigend sind. Einige Methoden der Haarentfernung sind regelrechte Torturen.

Einschlägige Artikel zur Haarentfernung in Frauenzeitschriften geben Frauen mit Haarproblemen zahlreiche Ratschläge. In diesen Artikeln werden die Vor- und Nachteile der einzelnen Formen der Enthaarung beschrieben. Die JournalistInnen stellen mal diese, mal jene Methode in den Vordergrund. Und je mehr Methoden sie vorstellen können, desto stolzer scheinen sie darauf zu sein. Von Jahr zu Jahr sind es immer mehr geworden:

- »Entweder zupfen oder bleichen«[4];
- »Die sieben Methoden, lästige Härchen zu entfernen«[5];
- »Enthaaren? Wie? Womit? Wie oft?«[6];
- »Mit Creme, Wachs und Pinzette können Sie Haare entfernen lassen. Neun Methoden, um störende Haare im Gesicht schnell loszuwerden«[7].

Wenn es so viele verschiedene Methoden der Haarentfernung speziell für Frauen gibt, dann liegt das daran, daß nach einer Methode gesucht wird, bei der die Haare nicht so schnell wieder nachwachsen. Daher neigen die JournalistInnen auch dazu, einer solchen Methode erst einmal mehr Vorteile zuzuschreiben.

In Wirklichkeit ist es genau umgekehrt: Vor allem die Methoden, bei denen es länger dauert, bis die Haare wieder nachwachsen, bergen größere Gefahren für die Gesundheit der Anwenderin.

Trotz des Risikos möglicher Schäden (Hautreizungen, Hautentzündungen bis hin zu schlimmen Allergien) enthaaren sich die meisten Frauen mit chemischen Enthaarungsmitteln. Oder sie benutzen Wachs oder zupfen sich die Haare mit der Pinzette einzeln aus, weil es so am längsten dauert, bis die Haare wieder nachwachsen. Mit der Schere abgeschnittenes oder ausrasiertes Haar wächst sehr schnell nach.

Die verschiedenen Methoden der Haarentfernung lassen sich in zwei Kategorien einteilen: die *Depilation* und die *Epilation*. Mit der Depilation wird die Entfernung des Haares an der Hautoberfläche bezeichnet, z. B. durch Rasieren, Entfernen mit Enthaarungscremes oder Abschleifen mit Sandpapier oder Bimsstein sowie das Abbrennen. Epilation heißt die Entfernung des Haares bis unter die Haut, möglichst mitsamt der Wurzel. Beispiele angewandter Methoden sind: das Abreißen des Haares mit heißem oder mit kaltem Wachs, das Auszupfen mit der Pinzette oder anderen Geräten (z. B. ›Epilady‹) und die Elektrokoagulation, d. h. die elektrische Haarentfernung mit der Stromnadel oder Strompinzette.

Die nachfolgende Tabelle beschreibt die einzelnen Methoden mit ihren möglichen Nachteilen und schädlichen Wirkungen.

Die Entfernung der Haare mit chemischen Mitteln und mit Elektroverödung der Haarwurzel ist von all den genannten Methoden am gesundheitsschädlichsten. Trotzdem werden sie von vielen Frauen angewendet.

Es erstaunt auch, daß das Abreißen mit kaltem oder heißem Wachs bei Frauen sehr beliebt ist, obgleich es sehr schmerzhaft ist und oft Hautreizungen auslöst.

Ich persönlich halte das Veröden der Härchen mit Elek-

Methode	mögliche Nachteile / Nebenwirkungen
Abschmirgeln	Hautreizungen, Abschürfungen
Absengen	Verbrennungen
Abreißen mit kaltem oder heißem Wachs	Hautreizungen und -entzündungen, zusätzlich Verbrennungen mit heißem Wachs; sehr schmerzhaft
Auszupfen mit – der Pinzette – Epilady (Drehspirale)	Hautreizungen und -entzündungen; schmerzhaft und sehr zeitaufwendig Hautreizungen und -entzündungen; sehr schmerzhaft
Abtöten des Haares mit Stromnadel oder -pinzette	häufig Brandwunden und Narben; sehr schmerzhaft; zeitaufwendig; außerdem müssen Frauen ihre Haare für die Behandlung wachsen lassen. Nur mit fremder Hilfe möglich. Nachteilige Auswirkungen des Stromes sind noch recht unerforscht.
Ablösen mit chemischen Enthaarungsmitteln – Creme – Lotion – Schaum	Allergien und starke Hautreizungen sehr häufig; es riecht unangenehm nach Schwefel; zusätzlich Gefahr von Hautschäden durch falsche Anwendung: direkt nach der Anwendung dürfen nur bestimmte Seifen und Deodorants verwendet werden; auch direkte Sonnenbestrahlung oder Solarium noch 24 Stunden nach Anwendung kann sehr hautschädigend sein.
Bleichen mit chemischen Mitteln	Hautreizungen und Allergien
Naßrasur	Schnittwunden und Hautreizungen
Trockenrasur	eher keine; evtl. Hautreizungen
Abschneiden	keine
Hormontherapien	immense Nebenwirkungen, siehe dazu ab Seite 80

Methoden der Haarentfernung

troschocks (Elektrokoagulation oder auch Elektrolyse und Diathermie genannt) mit Stromnadel oder -pinzette für eine der schlimmsten Methoden: Dabei wird versucht, mit Hilfe eines kurzen Hochfrequenz-Stromstoßes, der durch eine Nadel oder Pinzette geschickt wird, die Haarpapille zu vernichten. Bei der erstgenannten Form wird eine kleine Nadel am Haarschaft entlang in die Haut hineingeführt. Dann wird galvanischer Strom durch die Nadel geleitet, um die Haarwurzel abzutöten. Die Dosierung des Stromes sollte dabei unbedingt langsam und vorsichtig erfolgen.

Die Verödung mit der Strompinzette beruht auf einem ähnlichen Prinzip. »Der Erfolg ist nicht immer gewährleistet. Die Kosmetikerin faßt das Haar mit einer speziellen Pinzette an und setzt sie dann etwa 30 Sekunden unter Strom. Das Haar wurde vorher mit einem Gel leitfähig gemacht, so daß der Strom nun über die Pinzette durch den Haarkanal zur Haarpapille gelangen kann.«[8] 60 bis 70 Prozent der behandelten Haarwurzeln bleiben für immer abgetötet. In einzelnen Sitzungen können allerdings nur 25 bis 80 Haare behandelt werden.

Viele Frauen mit Bart greifen nach dieser Methode, weil es ihnen als einzige Form erscheint, ihren Bartwuchs für immer loszuwerden. Brandwunden anstelle der Barthärchen sind anschließend nicht selten, vor allem, wenn in einer Sitzung zu dicht stehende Härchen behandelt wurden. Zudem bleibt auf jeder Stelle, wo ein einzeln behandeltes Härchen saß, eine winzige Narbe zurück, die sich braun färbt.

Von allen Methoden zur Haarentfernung für Frauen ist, neben dem Abschneiden mit der Schere, das Rasieren die einzige Möglichkeit, Haare ohne Schmerzen, ohne Allergien, ohne großen Zeitaufwand und ohne viele Nebenwirkungen loszuwerden. Verständlich, warum Männer nur zwischen Naß- und Trockenrasur wählen – oder sich ihren Bart eben einfach stehen lassen! (Mit ihrer Körperbehaarung haben sie

ohnehin nur selten Probleme. »Eine ›Matratze‹ auf der Brust
stört nicht nur niemanden, sie gilt auch als ›männlich‹.«[9])

Niemand könnte wohl Männer dazu bewegen, sich
ständig mit kaltem oder heißem Wachs ihre Barthaare auszu-
reißen; nichts könnte sie wohl veranlassen, ihre Haare abzu-
sengen oder gar abzuschmirgeln; und keine Firma konnte sie
bisher für chemische Enthaarungsmittel begeistern. Ebenso
wenig würden sie zu einem Mittel wie der elektrischen Verödung mit der Pinzette oder Nadel greifen, wollten sie ihren
Bart loswerden. Männer rasieren sich. Warum ist das Rasieren
für Frauen noch weithin verpönt?

Frauen lehnen das Rasieren noch vielfach ab, weil sie
glauben, daß diese Handlung einfach ›unweiblich‹ sei, oder
weil ›Schatten bleiben‹ und die Haare ›schneller nachwachsen‹
(und sie so als Bartfrauen schneller entdeckt würden). Außerdem glauben viele, daß wiederholtes Rasieren den Haarwuchs
fördert.

Über die These, durch wiederholte Rasur entfernte
Haare würden dichter, gröber, borstiger oder schneller nachwachsen, gibt es verschiedene Ansichten: Die einen behaup-
ten, so sei es, die anderen, das sei absolut falsch.

Wahrscheinlich ist, daß jede Methode der Haarentfernung den Haarwuchs an sich verstärkt, denn sie reizt ja auch
jedesmal die Haarwurzel und die Zellen in ihrer Umgebung.
Reize können Zellwachstum anregen. Und wer versehentlich
auch zarte, winzige Flaumhärchen mit wegzupft, kann erleben, daß sie beim Nachwachsen stärker werden. Die Haarzahl
selbst vermehrt sich durch solche Methoden jedoch nicht,
denn es werden ja keine zusätzlichen Haarwurzeln gebildet.

Das Ablösen von Härchen mit chemischen Mitteln, in
Form von Creme, Lotion, Pulver oder Schaum ist bei Frauen
beliebt, weil es nicht schmerzhaft und relativ einfach ist. Die
Kosmetikbranche hat sich mit den chemischen Enthaarungsmitteln in den letzten Jahren einen großen Markt erobert, ob-

gleich die Anwendung oft Hautreaktionen bis hin zu starken
Allergien verursacht. Denn chemische Enthaarungsmittel
enthalten stark wirksame Chemikalien, die Haut und Haar
angreifen.

Der hauptsächlich verwendete Wirkstoff ist Kalziumthioglykolat. (Thioglykolate werden übrigens auch für Kalt-
dauerwellen verwendet.) Diese stark alkalische Substanz be-
wirkt ein Aufquellen des Keratins im Haar. Dadurch werden
die Haare so weich, daß sie mit einer Spachtel abgeschabt werden können.

Der Arzt F. Grimalt-Sancho schreibt: »Abgesehen von
den mechanischen Enthaarungsmitteln auf der Basis von Har-
zen und Wachsen rufen die Haarentfernungsmittel ausschließlich Reaktionen der Haarbälge hervor, die entzündli-
cher Natur sind und dem Hautarzt gelegentlich vereitert vor-
geführt werden, wenn die Patientin sie mit Steroidcremes behandelt hat. Diese entzündlichen Reaktionen werden im allgemeinen von Kalziumthioglykolat in 2- bis 4-prozentiger Lö-
sung im alkalischen Medium bei pH 10 bis 12,5 verursacht.
Noch stärker entzündlich können die Enthaarungsmittel auf
der Basis von Natrium-, Barium-, Kalzium- und Strontium-
sulfid oder -sulfhydrat bei pH 11 sein, wenn sie nicht sachge-
mäß angewendet werden (...) Aggressiver noch seien Kalium-
hydroxid und Natriumhydroxid.«[10]

Wegen der möglichen schädlichen Wirkungen finden
sich auf den Beipackzetteln bzw. auf den Packungen der in der
BRD vertriebenen chemischen Enthaarungsmittel eine ganze
Reihe von Warnhinweisen: »Nicht in Augen und auf Schleim-
häute, nur auf intakte Haut bringen!« »Angegebene Wir-
kungsdauer beachten!« »Mit reichlich lauwarmem Wasser
nachwaschen!« »Bitte machen Sie zuerst einen kleinen Ver-
träglichkeitstest. Es kann vereinzelt vorkommen, daß die
Haut gegenüber bestimmten Substanzen allergisch reagiert.«[11] Wenn jedoch nach dem Test an den Beinen keinerlei

Hautreizungen auftreten sollten, so heißt das noch lange
nicht, daß die Entfernung der Haare im Gesicht oder in der
Achsel ebenfalls ohne allergische Hautreaktion bleiben wird.

»Bewahren Sie die Tube für Kinder unerreichbar auf.
Unmittelbar nach Gebrauch von Pilca keine Deodorants verwenden und die Haut nicht extremer Sonnenbestrahlung aus-
setzen.«[12] Solche Warnhinweise bei Kosmetika sind seit einiger Zeit gesetzlich vorgeschrieben – und wegen möglicher
Schadenersatz-Prozesse für die Firmen auch vorteilhaft.

Da jede Verbraucherin das Recht hat, über Inhaltsstoffe
und deren Risiken noch genauer informiert zu werden,
schrieb ich vor einigen Jahren etwa ein Dutzend verschiedener Firmen an, die chemische Haarentfernungsmittel vertrei-
ben.

Nur von der Firma Yves Rocher erhielt ich eine schrift-
liche Auskunft über die Inhaltsstoffe ihrer Enthaarungsmittel: »Kalziumkarbonat, Kalziumhydroxid, Thioglycerol, Va-
selinöl, höhere Fettalkohole, teilweise Polyäthylene, Glyce-
rylstearate, Sorbitanester, Duftstoffe, Gelbildner, desionisier-
tes Wasser, Konservierungsmittel.«[13]

Die Inter-Dekorativ-Cosmetic GmbH teilte mir auf
meine Anfrage hin mit: »Wegen dem schmalen Grad zwischen Wirksamkeit und Hautschädigung haben wir die Her-
stellung von Enthaarungsmitteln eingestellt.«[14]

Die Produktleitung für Pilca, die Firma Olivin, schrieb
mir lediglich: »PILCA ist Marktführer im Markt der kosmetischen Haarentfernung. Anhand der Gebrauchsanleitung werden Sie feststellen, daß wir mit der PILCA Creme eine per-
fekte Haarentfernung anbieten. Sie wirkt schnell, kosmetisch,
gründlich. Die Verbraucherin honoriert das jedes Jahr mit
dem Kauf von einigen hunderttausend Packungen PILCA
Creme«. Von Risiken oder möglichen Nebenwirkungen war
keine Rede.[15]

Leider ist nicht bekannt, bei wie vielen Frauen in der

BRD nach der Anwendung von chemischen Enthaarungsmitteln Hautschäden entstanden sind. »Nach einer amerikanischen Studie aus dem Jahr 1975 sind Depilatoren für die zweithöchste Rate von allergischen Reaktionen verantwortlich – gleich hinter Deodorants und Antitranspirants«[16], heißt es bei Wolfgang Hingst. Dem ist hinzuzufügen, daß Allergien manchmal nicht nur auf die Abwehrreaktion des Körpers gegen ein bestimmtes Mittel, sondern auf die unbewußte innere Abwehr gegen die Haarentfernung selbst zurückzuführen sind.

Manche Kosmetika und eben auch chemische Enthaarungsmittel dürfen in Apotheken oder Drogerien verkauft werden. Das führt bei vielen Verbraucherinnen zu dem Gefühl, daß diese Kosmetika ohne jegliche Risiken angewendet werden könnten.

Es gibt heute rund 13 000 kosmetische Präparate, von denen eine Vielzahl gesundheitliche Schäden verursachen. »Viele von ihnen enthalten neue und komplizierte Wirkstoffe, die vom Hersteller nicht einmal deklariert werden müssen.«[17] Der Arzt Dr. Fritz Griepentrog, ehemaliger Direktor des Bundesgesundheitsamtes in Berlin, forderte daher vor einigen Jahren eine Deklaration der Inhaltsstoffe von Kosmetika ähnlich wie bei Arzneimitteln. Das wurde aber von den Herstellern zum großen Teil mit der Begründung abgelehnt, die Konkurrenz erhalte dadurch Einblick in die Rezeptur.

Die derzeit geltende Kosmetikverordnung bedient sich nur eines Mischsystems: »Neben einer Negativliste, in der rund 400 verbotene Stoffe angeführt sind, gibt es Positivlisten für Farben und Substanzen, die – mengenmäßig beschränkt – für bestimmte Anwendungsgebiete zugelassen sind«.[18]

Natürlich bleibt es jeder einzelnen Frau überlassen, für welche der beschriebenen Methoden sie sich (aus welchen Gründen auch immer) entscheiden wird, wenn sie auch weiterhin ihre Haare kosmetisch entfernen möchte. Ich persönlich kann allerdings nach all dem Gesagten wirklich nur zum Rasieren oder dem Abschneiden mit der Schere raten. Es sind die einzigen Methoden, mit denen schädliche Nebenwirkungen vermieden werden können – darum lohnt es sich auch für Frauen, sich gerade mit dem Rasieren anzufreunden. Von allen anderen Methoden kann ich wegen der vielen nachteiligen Wirkungen nur abraten.

8 Die Nichtbehandlung: Zu sich selbst stehen lernen

Haare abschneiden wird und wurde als Symbol für religiöse Demut, als Opfer und als Strafe benutzt. So rasierte man etwa im Dritten Reich Frauen, die sich mit Männern jüdischer Abstammung eingelassen hatten, die Köpfe kahl und trieb sie durch die Straßen. Sklaven wurden früher die Haare abgeschnitten, Soldaten und Gefangenen heute noch. Wem geben Frauen mit der Haarentfernung von Kopf bis Fuß ein solches Haaropfer? Strafen sie sich selbst damit? Oder werden sie mit dem haarlosen Schönheitsideal bestraft?

Germaine Greer weist darauf hin, daß Körperbehaarung identisch sei mit Fell, »ein Zeichen von Tierhaftigkeit, und als solches ein Zeichen aggressiver Sexualität. Männer pflegen es, wie sie ja überhaupt ermutigt werden, Instinkte des Wettbewerbs und der Aggression zu entwickeln; Frauen unterdrücken es, wie sie alle Zeichen der Vitalität und Libido unterdrücken.« Und dieser gesellschaftliche Druck präge sich dann auch im individuellen Schönheitsempfinden der Frauen ein, meint Greer: »Falls sie selber nicht genügend Ekel vor ihrer Körperbehaarung empfinden, bringen andere sie dazu, daß sie sich enthaaren. In extremen Fällen rasieren Frauen ihre Schamhaare oder zupfen sie aus, als wollten sie dadurch noch infantiler und geschlechtsloser aussehen.«[1]

Haare sind etwas Natürliches – ob sie am männlichen oder am weiblichen Körper wachsen. Sie zu entfernen, kann Schaden anrichten. Die Nichtbehandlung ist daher sicherlich die gesündeste Art, mit weiblich-starkem Haarwuchs umzugehen. Sie hat gegenüber jeder Haarentfernung viele Vorteile:

- Sie greift nicht in die Natur ein.
- Sie läßt keine unliebsamen Allergien oder Hautreaktionen entstehen.
- Sie verursacht keine Schmerzen.
- Sie spart Zeit, Geld und Energie, die für Wichtigeres eingesetzt werden können.
- Sie regt den Haarwuchs nicht (noch mehr) an.

Der einzige Nachteil scheint der zu sein, daß eine Frau, die ihre »überflüssigen« Haare nicht sorgfältig entfernt, nicht mehr in das existierende Schönheitsideal hineinpaßt: Das kann sie zunächst verunsichern. Doch mit wachsender Gewöhnung an das eigene naturbelassene Körperbild kann sie auch erfahren, daß sie Anfeindungen und spöttischen Bemerkungen gegenüber eine neue Gelassenheit bekommt, selbstbewußter und stärker wird. Und wenn nur ein Zehntel aller stärker behaarten Frauen auf die Enthaarung verzichten würden, würde sich mit Sicherheit auch ein anderer Begriff von Schönheit entwickeln und mit der Zeit auch das geltende Schönheitsideal verändert werden.

Wenn ich heute dazu anrege, Körper- oder Barthaare nicht mehr zu entfernen, dann deshalb, weil es für mich so wichtig war zu erleben, wie sehr sich mein Bewußtsein und mein Selbstbewußtsein verändert hat, seitdem ich meinen Bart einfach stehen lasse. Das ist eine lohnende Erfahrung, die ich gerne weitergeben möchte.

Wer in diesem – ja nur scheinbar äußerlichen – Punkt zu sich selbst stehen lernt, kann genau wie ich erleben, daß sich diese frühere »Schwäche« einer stärkeren Behaarung in Stärke verwandelt. Nicht umsonst symbolisieren Haare Kraft und Stärke. Solange wir einen Teil von uns verstecken und unsichtbar machen, verbrauchen wir unnötig Kraft (und gestehen sie uns auch selbst nicht zu). Wenn wir eine positive Beziehung zu den Haaren aufbauen, stärken wir uns damit selbst.

Sehr wichtig scheint es mir auch, mehr über Frauenhaare, Frauenbärte und weibliche Enthaarungszwänge zu reden, um das Tabu und die Heimlichtuerei um dieses Phänomen aufzulösen: Wir können dadurch erkennen, wie viele wir
in Wirklichkeit sind, und brauchen uns nicht mehr als »ab-
norme« oder »absonderliche« Ausnahmen empfinden. Außerdem werden uns viele verständnisvolle Reaktionen der
Umwelt überraschen: Viele Menschen finden z. B. einen
Frauenbart zwar ungewohnt, aber gar nicht unbedingt häßlich, sondern im Gegenteil äußerst interessant. Anderen ist er
viel gleichgültiger, als die Trägerin zunächst befürchtet.

Im privaten Bereich läßt sich am leichtesten damit an-
fangen. Dem Ehemann, dem Freund, der Freundin von der
Enthaarung erzählen, ist bereits ein Anfang. Dann können
wir die nächsten Schritte tun: zum Beispiel im Urlaub die
Haare einfach mal wachsen lassen. Oder wenigstens an einer
Körperstelle mit dem Entfernen aufhören, später vielleicht
noch an einer anderen.

Natürlich weiß ich auch, daß manche Frauen weder
Bart noch Körperhaare mögen (und zwar weder bei Frauen
noch bei Männern). Es geht hier nicht darum, solche persönlichen Vorlieben und Abneigungen, die wir trotz existierender
Mode oder gesellschaftlichen Idealen haben mögen, aufzuge-
ben. Es geht vielmehr darum, sich der *freien Wahl* bewußt zu
sein. Es ist ja tatsächlich ein großer Unterschied, ob ich mir
meine Haare nur deshalb entferne, weil es mir ein Schönheitsideal suggeriert hat und es ganz allgemein so üblich ist, oder
darum, weil ich es für diesen Moment selbst gut finde.

Auch eigene Ideale verändern sich von Zeit zu Zeit. Nur
mit dieser Wahlfreiheit kann ich mich jeden Tag neu dafür entscheiden, meinen Bart, meine Achsel-, Bein- oder Schamhaare
zu entfernen oder auch nicht. Es mag Situationen geben, in
denen ich mich dafür entscheide, meiner Freundin oder meinem Freund zuliebe, meinen Bart, meine Haare abzumachen;

in anderen Momenten wiederum lasse ich sie stehen, obgleich sie oder er sie überhaupt nicht mag. Im Winter gehe ich vielleicht anders mit den Haaren um als im Sommer. Er gibt Situationen, in denen ich abwäge, ob es für mich besser ist, die Haare (Barthaare) zu entfernen, gerade weil besonders Barthaare im Gesicht einer Frau in unserer Gesellschaft noch auffallen: wenn es mir selbst wichtig erscheint, in bestimmten Situationen weder auf mich noch auf meine Härchen aufmerksam zu machen. Vielleicht kommt auch einmal eine berufliche Situation auf mich zu, die mir wichtiger ist als mein Bärtchen. Es mag andere Situationen geben, in denen das Rasieren für mich außer Diskussion steht, ich trotz möglicher gesellschaftlicher Reaktionen meine Haare stehen lasse und die Akzeptanz der anderen voraussetze. In allen möglichen Situationen ist nur eins wichtig: daß ich selbst meine Entscheidung gutheiße.

Wenn wir offen mit unserer Behaarung umgehen, darüber reden oder uns die Haare einfach stehen lassen, wird auch die Angst davor, ausgelacht oder verspottet zu werden, im Lauf der Zeit kleiner werden: Mutige Frauen erwecken auch Respekt. Wir können dann auch anderen, für die der stärkere Haarwuchs einer Frau immer noch ›unnormal‹ ist, selbstbewußter gegenübertreten. Vor allem auch der Ärzteschaft, die uns – manchmal sogar ungebeten – »Behandlungen« anbietet, als seien wir, nur wegen einiger Haare mehr als durchschnittlich, krank.

Innerhalb einer Gesellschaft, in der Gesundes – vor allem bei Frauen – zur Krankheit erklärt wird, ist es wichtig, daß Frauen mehr über sich und ihren Körper wissen, dessen Regelmäßigkeiten und Unregelmäßigkeiten. Nur so können sie selbst Kranksein vom Gesundsein unterscheiden lernen oder auch den Sinn oder Unsinn einer Hormontherapie mit einem Arzt / einer Ärztin diskutieren.

Frauen sollten darüber hinaus nicht ausschließlich auf

Informationen von MedizinerInnen vertrauen. Denn einfache Gesundheitsfürsorge und Kenntnisse über unseren Körper werden uns nicht nur in einer Arztpraxis vermittelt. Es gibt viele weitere Möglichkeiten, sich an anderen Stellen zu informieren, wie z. B. in Frauengesundheitszentren, die mittlerweile in vielen Städten zu finden sind.

Zur Einnahme von Medikamenten, ihren Wirkungen und Nebenwirkungen gibt es heute ein breites und meist auch allgemein verständliches Buchangebot auf dem Markt. Auch die speziell zur besseren Aufklärung der Bevölkerung eingerichteten Arzneimittel-Informationsdienste können gute Hinweise geben.

Nicht zuletzt stellen Selbsthilfe- und Selbsterfahrungsgruppen oft eine große Hilfe dar. Gerade auch für das Behaarungsproblem empfiehlt sich daher am Anfang der Austausch mit anderen Betroffenen. Im gemeinsamen Gespräch über die gleichen Probleme kann es viel leichter sein zu lernen, mehr zu sich selbst zu stehen.

Anhang

Quellenangaben

Vorwort

1 Brownmiller, Susan: Weiblichkeit. Rowohlt Verlag, Reinbek 1988.

2. Kapitel

1 Ulrich, Wolf: Haare pflegen und erhalten. Econ Verlag, Düsseldorf, Wien 1977
2 Möller, Heinz: Berufsfeld Körperpflege – Biologie, Dermatologie und Gesundheitsvorsorge. 11. Auflage, Hamburg 1986
3 Minker, Margaret: Was ist denn dran an Frau und Mann? In: Brigitte 14, 1985, S. 83 ff.
4 Minker, Margaret, a.a.O.
5 L'Oréal (Hrsg.): Das Haar und seine Pflege. Karlsruhe 1985
6 L'Oréal, a.a.O.
7 Möller, Heinz, a.a.O.

3. Kapitel
Stärker behaarte Frauen in Mythos und Geschichte

1 Leuenberger: Schule des Tarot. Baum des Lebens. Teil 2, 2. Auflage, Freiburg i. Br. 1984.
2 Schelle, Karl Gottlob: Die Geschichte des männlichen Bartes. 1797. Neu aufgelegt: Verlag Harenberg, Dortmund 1983; Androgyn: Sehnsucht nach Vollkommenheit. Ausstellung der NBKV, Nov. 1986 – Jan. 1987, Berlin 1986
3 Androgyn, a.a.O.
4 Frei, Mathias: St. Georgen ob Schenna. Farbkunstführer SB 9, Südtirol Bildverlag, Bozen o.J.
5 Mathias Frei, a.a.O.; Androgyn, a.a.O.
6 Schelle, a.a.O.
7 Schelle, a.a.O.

8   Schelle, a.a.O.
9   Nofret, die Schöne. Die Frau im Alten Ägypten. Ausstellungskatalog
    Bd. 1, Mainz, Kairo 1984
10 Schelle, a.a.O.
11 Meyers großes Konversationslexikon, Leipzig 1903
12 Schelle, a.a.O.
13 Forster, Eduard: Haar- und Barttrachten vom Altertum bis zur Gegen-
    wart. München 1924
14 Schelle, a.a.O.
15 Scheugl, Hans: Show Freaks und Monster. Sammlung Felix Adanos, Köln
    1974
16 Scheugl, a.a.O.; Dijk, Jakoba G. van: Das soziale Phänomen des Hirsutis-
    mus. In: Sexualmedizin 10, 1977, S. 814–819; Holländer, Eugen: Wunder,
    Wundergeburt und Wundergestalt in Einblattdrucken des 15. bis 16. Jahr-
    hunderts. Verlag von Ferdinand Enke, Stuttgart 1921
17 Museum Boerhave, Leiden Holland, Neg. Nr. 7343; Könneker, Marie-
    Luise (Hrsg.): Haarproben. Luchterhand Bildbuch 502, Darmstadt 1983
18 Könneker, a.a.O.; Androgyn, a.a.O.; Holländer, a.a.O.
19 Lehmann, Alfred: Zwischen Schaubuden und Karussells. Frankfurt 1952;
    Scheugl, a.a.O.; Dijk, a.a.O.
20 Zedlers Universallexikon, Leipzig Anno 1733
21 Permosern, Balthasar: Tractat über den Barth. Der ohne Ursache verworf-
    fene und dahero von Rechts wegen auff den Thron der Ehren wiederum
    erhabene Barth / Bey jetzigen ohnbärtigen Zeiten sonder alle Furcht zu
    männigliches Wohl und Vergnügen ausgefertigt. Frankfurt, Leipzig Anno
    1714. Wiederaufgelegt, Lizenzausgabe für den Paul Neff Verlag Wien,
    Leipzig 1982
22 Das Buch der Haare und Bärte. Humoristische Abhandlungen für Jeder-
    mann und – jede Frau. Verlag von Ignaz Jackowitz, Leipzig 1844
23 Scheugl, a.a.O.
24 Bischoff, Ulrich: Freaks, Abnormitäten, Schaustellerei. In: Merkert, Jörn
    (Hrsg.): Zirkus, Circus, Cirque. 28. Berliner Festwochen, Berlin 1978;
    Scheugl, a.a.O.; Saltarino, Signor: Fahrend Volk. Leipzig 1895. Neuauf-
    lage 1978
25 Scheugl, a.a.O.
26 Scheugl, a.a.O.; Bischoff, a.a.O.
27 Scheugl, a.a.O.
28 Lehmann, a.a.O.; Bischoff, a.a.O.; Holländer, a.a.O.; Scheugl, a.a.O.
29 Beyer, Rolf A: Die Königin von Saba. Engel und Dämon. Der Mythos ei-
    ner Frau. Lübbe Verlag, Berg. Gladb. 1987
30 Gefährlicher Bart. Bremervörder Anzeiger 3. Jg., Nr. 50, Bremervörde,
    12. 12. 1984, S. 6
31 Krauss, Friedrich S.: Anthropophytheia. Jahrbücher für folkloristische
    Erhebungen und Forschungen zur Entwicklungsgeschichte der ge-
    schlechtlichen Moral, Leipzig 1910

Das Geschäft mit der Enthaarung

1 Schmerl, Christiane: Die Gewalt der Bilder – Frauenfotografie im Patriarchat. In: Pusch, Luise (Hrsg.): Feminismus. Inspektion der Herrenkultur. Frankfurt 1983
2 Veet Werbung 1965
3 Veet Werbung 1965
4 Veet Werbung 1970
5 Kein Tabu-Thema mehr. In: Burda international, 1985, S. 123
6 Pilca Werbung 1972
7 Jade Werbung 1985
8 Veet Werbung 1970
9 Veet Werbung 1960
10 Philips Werbung 1972
11 Veet Werbung 1960
12 Veet Werbung 1970
13 Ella Baché Werbung 1985
14 Glatze ist keine Krankheit. In: Kurier am Sonntag, Bremen, 29. 5. 1988, S. 11

4. Kapitel

1 Adams, J. u.a.: Diagnose »idiopathischer Hirsutismus«. Jetzt kennt man die Androgen-Quelle. In: Medical Tribune Nr. 44, 31. 10. 1986, S 29
2 Gonschorowski, Brigitte: So behandeln 8 Hautärzte den Damenbart. In: Medical Tribune Nr. 46, 13. 11. 1987
3 siehe hierzu Minker, Margaret: Hormone und Psyche. Im Wechselbad der Gefühle. Verlag Antje Kunstmann, München 1990; Cutler, Winnifried B. / Minker, Margaret: Die fragwürdige Operation. Was Frauen vor und nach einer Gebärmutterentfernung wissen sollten. Kreuz Verlag, Zürich 1990; Blume, Angelika / Schneider, Sylvia: Die Regel. Eine herbeigeredete Krankheit. Brigitte-Buch im Mosaik-Verlag, München 1984
4 Zaun, Prof. Dr., persönl. Brief vom 3. 10. 1988
5 Lehmann, a.a.O.
6 Dijk, Jakoba, a.a.O.
7 Demisch, K.: Therapie des Hirsutismus. In: Fortschritte der Medizin 14, 1978, S. 743–746
8 Madert, K. K.: Psychosomatische Aspekte des nichtsymptomatischen Hirsutismus. In: Geburtshilfe und Frauenheilkunde 40, 1980, S. 648–651
9 Der große Brockhaus. Bd. 8, Leipzig 1931
10 Meyers Enzyklopädisches Lexikon, Bd. 12, Mannheim 1974
11 Meyers Neues Lexikon, Leipzig 1973; Der große Brockhaus a.a.O.
12 Zaun, a.a.O.
13 Pschyrembel, Wilibald: Klinisches Wörterbuch. Berlin 1989
14 Hammerstein, J.; Lachnit-Fixson; Neumann, F.; Plewig, G.: Androgenization in women – Acne, seborrhoe, androgenetic alopecia and hirsutism. Excerpta medica, Amsterdam, Oxford, Princeton 1980

15 Lux, Elvira; Gimes, R.; Csömör, S.; Rusz, E.: Die Persönlichkeits- und Sozialbedeutung des Hirsutismus. In: Zentralblatt für Gynäkologie 104, 1982, S. 1100–1105

5. Kapitel:
Die Rolle der Androgene

1 Taubert, H. D.; Jürgensen, O.: Die Behandlung des Hirsutismus und anderer Störungen des Haarfollikelarates mit Antiandrogenen. In: Therapiewoche 28, 1978, S. 2951–2970

2 Schell, H.: Hypertrichose, Hirsutismus und Virilismus aus dermatologischer Sicht. In: Therapiewoche 37, 1987, S. 4391–4397

3 Taubert, a.a.O.

4 Krause, W.: Pharmakologische Sexualtherapie. In: Sexualmedizin 11, 1981, S. 430–432

5 siehe dazu auch Minker, Margaret: Hormone und Psyche. a.a.O.

6 Schneidrzik, W. E. J.: Macht Euch die Krankheit untertan. Hundert Jahre Pharmaforschung. Goldmann Verlag, München 1983

7 Demisch, K.; Magnet, W.; Neubauer, M. u. Schöffling, K.: Untersuchungen über das Verhalten der Androgene im Plasma hirsuter Frauen. In: Deutsche med. Wschr. 100, Stuttgart 1975, S. 1117–1123

8 Werder, K. von; Goebel, R. und Müller, O. A.: Hirsutismus. Ursachen, Diagnostik, Therapie. In: Internist 20, 1979, S. 75–84

9 Schell, a.a.O.

10 Brandau, H.: Hirsutismus. Diagnostik und Therapie. In: Med. Klinik 73, Nr. 25, 1978, S. 925–932

11 Schell, a.a.O.; Werder, 1979, a.a.O.

12 Lauritzen, Ch.: Die männlich behaarte Frau – Diagnostik und Therapie des Hirsutismus in der Praxis. In: Sexualmedizin 11, 1979, S. 455–460

13 Taubert, a.a.O.

14 Werder, 1979, a.a.O.

15 Brandau, a.a.O.

16 Bioscientia = Biochemische Dienstleistungsgesellschaft Mainz

17 siehe dazu Demisch, K.: Therapie des Hirsutismus. In: Fortschr. Med. 96. Jg., Nr. 14, 1978, S. 743–746; Demisch, 1975, a.a.O.; Schindler, A. E.: Behandlung mit Antiandrogenen in der Gynäkologie. In: Dtsch. med. Wschr. 102, 1977, S. 763–765; Schindler, A. E.: Antiandrogene in der Gynäkologie. In: Sexualmedizin 5, 1977, S. 361–366

18 Demisch, 1975, a.a.O.; Taubert, a.a.O.

19 Adams, a.a.O.

20 Brandau, a.a.O.

21 Demisch, 1975, a.a.O.

22 Laube, Heinrich: Leitsymptom Hirsutismus. Vermehrter Haarwuchs bei der Frau meist ohne Krankheitswert. In: Deutsches Ärzteblatt 83. Jg, Heft 10, 1986, S. 617–621

23 Brandau, a.a.O.

24 Gemäßigte Sonnenbäder. In: Kurier am Sonntag, Bremen, 7. 8. 1988

25 Lauritzen, a.a.O.
26 Hagemann-White, Carol: Sozialisation: Weiblich – Männlich. Opladen 1984

Medikamente und Antibabypille

1 Mit dem Nasenspray ins Jahr 2000 – Zukünftige Wege der Kontrazeption. In: Sexualmedizin 10, 1978, S. 849
2 Langbein, Kurt; Martin, Hans Peter; Sichrovski, Peter; Weiss, Hans: Bittere Pillen. Nutzen und Risiken der Arzneimittel. Ein kritischer Ratgeber. Köln 1983
3 Schell, a.a.O.; Demisch 1975, a.a.O.
4 Pschyrembel, a.a.O.
5 Langbein, a.a.O.
6 Schneidrzik, a.a.O.
7 Cadura-Saf, Doritt: Das unsichtbare Geschlecht. Frauen. Wechseljahre, Älterwerden. Reinbek bei Hamburg 1986; Schneidrzik, a.a.O.

Krankheiten und Haarwuchsveränderungen

1 AMID (= Arzneimittelinformationsdienst), persönl. Brief vom 6. Mai 1985
2 Demisch, 1975, a.a.O.:
3 Lauritzen, a.a.O.
4 Demisch, 1978, a.a.O.
5 Demisch, 1978, a.a.O.
6 Demisch, 1978, a.a.O.
7 Schell, a.a.O.
8 Schneidrzik, a.a.O.
9 Hirsutismus: Geben Sie die Antiandrogene lokal. In: Ärztliche Praxis 38. Jg., Nr. 32, 22.4.1986, S. 1090; Werder, 1979, a.a.O.
10 Pschyrembel, a.a.O.

Einfluß der Wechseljahre und des Alters

1 Schelle, a.a.O.
2 Cutler, Minker, a.a.O.

Psychosomatische Erkenntnisse

1 Lux, a.a.O.
2 Meyer, Adolf Ernst: Zur Endokrinologie und Psychologie intersexueller Frauen. Psychosomatische Beiträge zum nicht-symptomatischen Hirsutismus. Stuttgart 1963
3 Madert, a.a.O.
4 Bitzer, Johannes: Psychosomatische Befunde bei Hirsutismuspatientinnen. In: Psychosomatische Gynäkologie und Geburtshilfe. Springer Verlag, Berlin – Heidelberg – New York 1988

6. Kapitel

1 Taubert, a.a.O.
2 Sigusch, V.: Die Behandlung mit Antiandrogenen. In: Sexualmedizin 1, 1979, S. 13–19
3 Schell, a.a.O.
4 Cutler/Minker, a.a.O.
5 Sigusch, a.a.O.
6 Sigusch, a.a.O.
7 Schneidrzik, a.a.O.
8 Taubert, a.a.O.
9 Schneidrzik, a.a.O.
10 Sigusch, a.a.O.
11 Schindler, Dtsch. Med. Wschr., a.a.O.
12 Schneidrzik, a.a.O.; Sigusch, a.a.O.
13 Brandau, a.a.O.
14 Schell, a.a.O.
15 Rote Liste 1986. Verzeichnis von Fertigarzneimitteln der Mitglieder des Bundesverbandes der pharmazeutischen Industrie e.V., Frankfurt (Hrsg.), Editio cantor, Aulendorf/Württemberg 1986
16 Werder, K. von; Müller, O.A.: Hirsutismus. Diagnostik und Therapie. In: Fortschr. Med. Nr. 22, 99. Jg., 1981, S. 849–854; Werder, a.a.O.
17 Taubert, a.a.O.
18 Diane, das hormonale Kontrazeptivum für die Frau mit Akne und Seborrhö. Anzeige der Fa. Schering. In: Sexualmedizin 11, 1979, S. 454; Hirsutismus, a.a.O.
19 Lauritzen, a.a.O.
20 Sigusch, a.a.O.
21 Taubert, a.a.O.
22 Werder, 1979, a.a.O.; Lauritzen, a.a.O.
23 Neumann, persönl. Brief vom 1.12.1988
24 Sigusch, a.a.O.
25 Demisch, 1978, a.a.O.
26 Schutzmaßnahmen aus der Familienplanung. In: Sexualmedizin 4, 1978, S. 353–356
27 Lauritzen, a.a.O.
28 Laube, a.a.O.; Lauritzen, a.a.O.
29 Schell, a.a.O.; Hirsutismus, a.a.O.
30 Zaun, a.a.O.
31 Madert, a.a.O.
32 Laube, a.a.O.
33 Demisch, 1978, a.a.O.

7. Kapitel

1 Braun-Werbung 1973
2 Brunetière, Aron R.: Das Geschäft mit der Schönheit – Gefahren falscher Kosmetik. Paul Zsolnay Verlag, Wien, Hamburg 1975

3 Poilant. In: Marie Claire Nr. 394, 1985, S. 130

4 Entweder zupfen oder bleichen. Schönheitsprogramm Nr. 7. In: Brigitte 8, 1973

5 Die sieben Methoden lästige Härchen zu entfernen. In: Brigitte, 1976, S. 47

6 Enthaaren? Wie? Womit? Wie oft? In: Freundin 11, 1980, S. 87–89

7 Mit Creme, Wachs und Pinzette können Sie Haare lassen. Neun Methoden, um störende Haare im Gesicht schnell loszuwerden. In: Brigitte 9, 1983, S. 96

8 Mit Creme, Wachs und Pinzette ..., a.a.O.

9 Hingst, Wolfgang: Zeitbombe Kosmetik. 2. Auflage, Wien 1985

10 Hingst, a.a.O.

11 Veet 1986

12 Pilca 1986

13 Yves Rocher, persönl. Brief vom 19.11.1985

14 Inter-Dekorativ-Cosmetic GmbH, persönl. Brief vom 25.10.1985

15 Olivin, Produktleitung für Pilca, persönl. Brief vom 4.11.1985

16 Hingst, a.a.O.

17 Hingst, a.a.O.

18 Hingst, a.a.O.

8. Kapitel

1 Greer, a.a.O.

Literatur

Literatur zum Thema Wechseljahre

Reitz, Rosetta: Wechseljahre. Ermutigungen zu einem neuen Verständnis. Rowohlt Verlag, Reinbek 1981

Schmitt, Marianne: Fliegende Hitze. Frauen durchleben die Wechseljahre. Fischer Taschenbuch Verlag, Frankfurt 1986

Schneider, Sylvia: Wechseljahre. Die andere Fruchtbarkeit. Brigitte-Buch im Mosaik Verlag, München 1987

Siegmann, Ursel: Die ›Krankheit‹ Wechseljahre. Diplomarbeit. Bremen 1984

Literatur zum Thema Kosmetik / Schönheit

Babor: Dr. Babor Naturkosmetik – Das neue, natürliche System zur schnellen und gründlichen Entfernung unerwünschter Haare. Aachen 1985

Chapkis, Wendy: Schönheitsgeheimnisse – Schönheitspolitik. Orlanda Frauenverlag, 1. Auflage Berlin 1986

Haug, Frigga (Hrsg.): Frauenformen 2. Sexualisierung der Körper. Argument Sonderband 90, Berlin 1983

Kleine Fehler schnell beseitigt. In: Constanze der 60er Jahre, S. 80

Minker, Margaret: Muß man sich mit einem Damenbart abfinden? In: Brigitte 20, 1981, S. 74 – 77

Minker, Margaret / Scholz, Renate: Schönheitsoperationen. Entscheidungshilfen, Operationshilfen, Alternativen. Mosaik Verlag, München 1988

Rosebury, Theodor: Der Reinlichkeitstick. Hamburg 1972

Schmerl, Christiane: Frauenfeindliche Werbung. Reinbek bei Hamburg 1983

Schwartau, Silke: Schöner, stärker, schlanker. Werbung und Wirklichkeit. Reinbek bei Hamburg 1984

Wundram, Peter: Kosmetik – Chemie auf Haut und Haaren. Reinbek bei Hamburg 1988

Literatur zum Thema Weiblichkeit

Brownmiller, Susan: Weiblichkeit. Fischer Verlag, Frankfurt 1984

Kesting, Jürgen: Die Erotik der Verwandlung. Ein bißchen Mann – ein bißchen Frau. In: Stern Nr. 31, 1985, S. 66 – 74

Sichtermann, Barbara: Weiblichkeit. Zur Politik des Privaten. Wagenbach Verlag, 2. Auflage, Berlin 1984

Sichtermann, Barbara: Wer ist wie? Über den Unterschied der Geschlechter. Wagenbach Verlag, Berlin 1987

Wisselinck, Erika: Frauen denken anders. Sophia Verlag, Strasslach 1984

Literatur zum Thema Haare und Bartfrauen

Bartwuchs oder: Wie geht frau mit dem weiblichen Schönheitsideal um? In: Autonomer Frauenkalender, »Tag für Tag 1989«, S. 83

Beverly Bonnel. In: Marie Claire, Dez. 1983, S.122

Haare verraten ihr Schicksal. Wieviel Gifte sind in ihrem Körper? In: Quick, 1984, S. 22 ff.

Hamilton, J. B.: The Biology of Hair Growth. Academic Press. New York 1958

Klopfleisch, R.; Maywald, A.; Koch, Egm. R.: Mit Haut und Haaren. Verlag Kiepenheuer & Witsch, Köln 1987

Königin von Saba. In: Neuformkurier 9. 1985

Mona Lisa ist Leonardo. Verblüffende These einer Computerfachfrau. In: Kurier am Sonntag, Bremen, 28. 12. 1986, S. 18

Rasiergewohnheiten. Verlagsgruppe Bauer, Markt- und Medienforschung, Hamburg 1985

Stiegner, R.: Die Königin von Saba in ihrem Namen. Ein Beitrag zur vergleichenden semitischen Sagenkunde und zur Erforschung des Entwicklungsganges der Sage. Dissertation. Graz 1977

Vogl, Gisela: Haarige Hexen. In: Kölner Frauenzeitung Nr. 4, 1980, S. 8–10

Literatur zum Thema Gesundheit und Medizin

Feucht, G.: Dokumente des Hirsutismus. Kunstmarkt. In: Sexualmedizin 10, 1980, S. 428–429

Fischer-Homberger, Esther: Krankheit Frau und andere Arbeiten zur Medizingeschichte der Frau. Bern, Stuttgart, Wien 1979

Kaiser, R.: Die drei Alter der Frau – Möglichkeiten und Grenzen der Hormontherapie in Klinik und Praxis. In: Sexual. Med. 1, 1980, S. 7–10

Kontrazeption mit Haut und Haar. In: Sexualmedizin 10, 1981, S. 375

Krebs, A.: Diagnose und Therapie von Hypertrichose, Hirsutismus und Virilisierung. In: Swiss med. 5b, 1985, S. 51–55

Meyer, Adolf Ernst; Zerssen, D.v.: Psychologische Untersuchungen an Frauen mit sogenanntem idiopathischen Hirsutismus. In: J. psychosom. R. 4, 1960, S. 206 ff.

Müller, Otto Albrecht: Hirsutismus und Androgenexzeß: Diagnostische Probleme, therapeutische Schwierigkeiten. In: Med. Mo. Pharm. 5. Jg., Heft 11, 1982, S. 329–336

Prill, Hans-Joachim: Psychosomatische Gynäkologie – Erfahrungen und Ergebnisse einer aktiv-klinischen Psychotherapie. München, Berlin 1964

Scheuer, A.; Müller, R.; Gerdes, H.: Die Differentialdiagnose des Hirsutismus. In: Dtsch. med. Wschr. 103, 1978, S. 992–994

The boston women's health book collective (Hrsg.): Unser Körper – unser Leben. Ein Handbuch von Frauen für Frauen. Reinbek bei Hamburg 1980

Uexküll, Thure von: Psychosomatische Medizin. Verlag Urban und Schwarzenberg, 3. Auflage, München, Wien, Baltimore 1986

Zaun, H.: Hormone und Haarwachstum. In: Kosmetologie 1, 1971, S. 96

Register

Margaret Minker
Hormone und Psyche
Im Wechselbad der Gefühle

Reihe Frau & Gesundheit,
192 Seiten, DM 19,80

Dieses Buch informiert über das spannende
Wechselspiel zwischen Hormonen und Psyche.
Es erklärt, was Hormone sind, welche
Aufgaben sie haben, in welchen Situationen sie
aus der Balance geraten und wie sich das
bemerkbar machen kann. Es zeigt den Einfluß
der Psyche und des sozialen Umfelds auf die
hormonellen Prozesse im Körper der Frau, es
beleuchtet, was Frauen von der modernen
Hormonforschung zu erwarten haben –
und wo Skepsis und Wachsamkeit gegenüber
den medizinischen Hormon-Angeboten
wichtig sind.
»Kompetent, aber in überaus anschaulicher
Sprache beschreibt Margaret Minker den
unbestittenen Einfluß von Hormonen auf die
weibliche Psyche, aber auch den umgekehrten
Vorgang . . . Das exzellent geschriebene
Buch hätte es verdient, Standardlektüre jeder
Frau zu werden – es ist mindestens so wichtig
wie eine Hausapotheke.«
psychologie heute

Verlag Antje Kunstmann